［新版］

アロマ調香レッスン

調香師が教える
オリジナル香水の作り方

新間美也

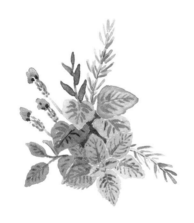

原書房

Contents

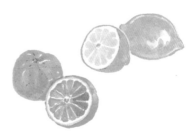

Part 3　タイプごとの調香法　中級編

Part 4　イメージでレシピを作る　応用編

Part 5　名香を手本にする　上級編

Part 6　香りを実現する

Part 7　精油のプロフィール　精油の一覧　166

〈シトラス〉
オレンジ・ビター
セドラ
ベルガモット
ライム
レモン
オレンジ・スイート
グレープフルーツ
タンジェリン
マンダリン
ユズ

〈アロマティック〉
シトロネラ
プチグレン・シトロニエ
メイチャン
メリッサ（レモンバーム）
レモングラス
ペパーミント
スペアミント
ハッカ
エストラゴン
スターアニス
バジル
フェンネル
アンジェリカ
カモミール・ローマン

クラリセージ
タイム
ティートリー
ラベンダー
ニアウリ
マージョラム・スイート
マートル
ユーカリ・グロブルス
ユーカリ・レモン
ローズマリー・シネオール
ローレルリーフ
ホーウッド
ローズウッド

〈フローラル〉
ゼラニウム
パルマローザ
ローズ・アブソリュート
ローズ・オットー
イランイラン
ジャスミン
オレンジフラワー
ネロリ
プチグレン・ビガラード
チュベローズ
ジャスミン・サンバック
マグノリア

カシー
ジョンキル
ブルーム・スパニッシュ（ジュネ）
ナルシス
ミモザ

〈グリーン〉
ガルバナム
タジェット
バイオレットリーフ
ランティスク
マグノリアリーフ

〈フルーティ〉
キンモクセイ
ダバナ
ブルジョン・ド・カシス

〈スパイシー〉
オールスパイス
クローブ
シナモン
エレミ
ジュニパー
ブラックペッパー
ベイローズ

カルダモン　　　　　　　ファーニードル　　　　　〈アンバー〉
キャラウェイ　　　　　　ガイアックウッド　　　　ラブダナム・レジノイド
クミン　　　　　　　　　フランキンセンス　　　　オポポナックス
コリアンダー　　　　　　ミルラ　　　　　　　　　ペルーバルサム
サフラン　　　　　　　　オークモス　　　　　　　トルーバルサム
ジンジャー　　　　　　　　　　　　　　　　　　　ベンゾイン
セロリシード　　　　　　〈レザー〉
ナツメグ　　　　　　　　シスト（システ、ロックローズ、　〈パウダリー〉
　　　　　　　　　　　　　　ラブダナム）　　　　イモーテル
〈ウッディ〉　　　　　　スティラックス　　　　　イリス
サンダルウッド　　　　　バーチ　　　　　　　　　カモミール・ジャーマン
シダーウッド・バージニア　　　　　　　　　　　　キャロットシード
ヒノキ　　　　　　　　　〈グルマン〉　　　　　　トンカビーン
ベチバー　　　　　　　　カカオ
パチュリ　　　　　　　　コーヒー　　　　　　　　〈ムスキー〉
サイプレス　　　　　　　バニラ　　　　　　　　　アンブレットシード
シダーウッド・アトラス　ビーワックス
パインニードル

新版にあたって

　天然の香りの素晴らしさと香り作りの楽しさをもっとお伝えしたくて、新版では初版の解説に手を入れ、いくつかのレシピを加えました。新しい精油も紹介しています。

　時が流れてどんなに世の中が変わっても、花や葉や幹は、何事もなかったかのように芳香を放ち続けます。吸い込めば胸の中に浮かび上がる、幸せな気持ち、安堵感、感嘆。香りを手にしてあれこれ創作する楽しさに、終わりはありません。

　香りと過ごすあなたのもとに、幸せな時間が訪れますように。

2021年4月　新間美也

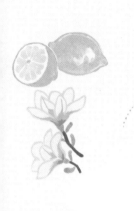

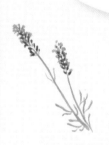

Part 1　　基礎知識

調香レッスンを
始める前に

精油を使った調香とは

　香りは心を癒して、元気づけてくれます。

　太陽と大地の恵みをたっぷり受けた草花、木々、スパイスの香りは、私たちに無限の喜びを与えてくれます。

　アロマテラピーに親しんでいる方は、香りの力をうまく役立て、日々の暮らしの中で楽しんでいらっしゃることでしょう。まったくの初心者だという方でも、香りの不思議な魅力には、すでにお気づきのことと思います。

　本書は、天然の香りの魅力をいかした調香法を紹介したものです。香りのエキスパートだけでなく、初めて香りに触れる初心者にも理解しやすいように、精油（天然香料）を使った調香法を基礎からやさしく説明していきます。

　精油のみでの調香は、思いどおりの香りに仕上げる難しさについて問われがちですが、本書では、香りを立体的にとらえた調香法、香りとイメージを組み合わせて行う調香法を説明し、応用しやすいレシピ例をたくさん紹介しました。

　また、多くの人々に愛され続けている香水をお手本にしたレシピ例もふんだんに紹介しています。約100種類の精油について香りの説明をまとめた「精油のプロフィール」とあわせて、香りを創作するときのヒントとしてお役立てください。

　本書で紹介していく調香法は、香りの本場フランスで学ぶメソッドを基礎にして、天然香料＝精油だけの調香用にアレンジしています。香りを自在に扱い、思いどおりの香りを創作するために、本格的なトレーニング方法にも触れました。

　天然香料である精油で作る「あなただけの香り」は、何よりも自分の手で作った香りを使うことに喜びが見出せるものです。この喜びの中には、自分で香りを作る満足感、自分の手で作る安心感も含まれていることは間違いありません。

　アロマ調香レッスンを通して、香りを作る楽しさや喜び、香りの魅力をお伝えできればとてもうれしく思います。

　本書では、あらゆる可能性を紹介するために、多数の精油について触れています。しかし実際に調香を始める際には、手持ちの精油から香りを選ぶか、入手しやすい精油を選んで使用してください。

　使用する精油は、無水エタノールによって 10%、5%、1% の濃度に希釈して使用することをお勧めします。精油ごとの適正な濃度は、本書のPart 7「精油のプロフィール」で確認してください。なお、本書にあるすべてのレシピ例は、適正な濃度に希釈された香料で調香することを前提としています。

　希釈するのは、香りがふわりと軽やかに立ちあがり、本来の香りを鑑賞することができるからです。また、貴重な精油や高価な精油を大切に使用することができます。

　各精油には、それぞれ専用のスポイトを使用してください。一度使用したスポイトは、殺菌・洗浄力の強い無水エタノールなどで洗浄しても、香りがなかなか落ちませんので、常に専用のスポイトを用いることをお勧めします。

　調香作業には、湿度や温度が穏やかで風のない場所が適しています。清潔で汚れても問題のないテーブルの上で作業を行うようにしてください。テーブルの材質によっては、無水エタノールや精油によって変質してしまうものもあります。身に着ける衣服にも気を付けて、万全の環境で作業を行いましょう。

　調香レッスンは、初級編、中級編、応用編、上級編の 4 つに分けて説明していきます。

初級編　ピラミッドで香りを作る
香りをピラミッドに見立てて、立体的に捉える調香法

中級編　タイプごとの調香法
香りの性質を把握して作り分ける 7 タイプの調香法

応用編　イメージでレシピを作る
香りとパーソナリティの各イメージを組み合わせた調香法

上級編　名香を手本にする
名作として多くの人々に愛される香水から学ぶレシピの作り方

香りの説明に使う図について

　本書では、香りのイメージを把握しやすくするために、香りを立体的に表した次の図を用いて説明をします。

香りのピラミッド

　香りの持続性や位置関係を示すものです。香りを立体的に捉えた調香法を説明するときに使用します。

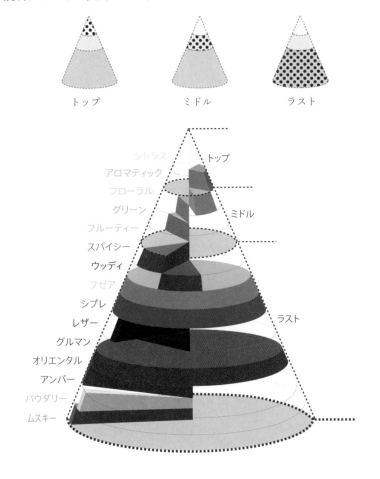

香りのパレット

　ピラミッドを真上から見た状態を示したものです。香りのノートとタイプは、色と円グラフで、下のように表示します。ノートとタイプについては、Part 3 で説明します。

◎**ノート**

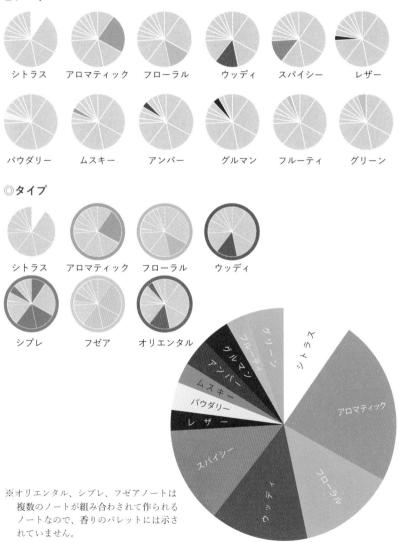

シトラス　　アロマティック　フローラル　　ウッディ　　スパイシー　　レザー

パウダリー　　ムスキー　　アンバー　　グルマン　　フルーティ　　グリーン

◎**タイプ**

シトラス　　アロマティック　フローラル　　ウッディ

シプレ　　フゼア　　オリエンタル

※オリエンタル、シプレ、フゼアノートは
　複数のノートが組み合わされて作られる
　ノートなので、香りのパレットには示さ
　れていません。

用意するもの

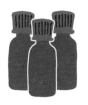

精油

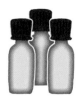

希釈した精油を入れる瓶
（各 3ml 以上の容量）

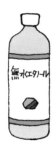

無水エタノール

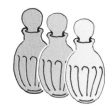

制作する香りを入れる瓶
（3ml 以上の容量が入るもの）

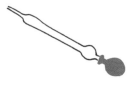

スポイト

（ガラス製あるいはポリエチレン製）

ガラス製の場合は無水エタノールで洗浄
できますが、ポリエチレン製の場合は、
香りが付着するので、精油ごとに使い分
けが必須です

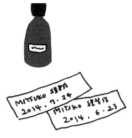

ラベル
名称と制作日を記入する

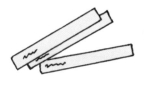

ムエット／試香紙
香りを正確に鑑賞するための試験紙

精油について

　アロマ調香レッスンの主役は、「精油」です。

　使用する精油は、エッセンシャルオイル、アロマオイルという名称でも呼ばれる、自然の恵みから得られた天然香料です。

　精油があなたの手元に届くときには、遮光瓶に詰められて包装され、精油のブランド名が刻印されていますが、流れをたどっていくと、生産農家が天然香料の原材料を育てて出荷し、その原材料から香料を抽出する香料会社を経て製品化されています。

　このことから、精油を選ぶときには、次の2点に注意しましょう。

① 原材料がどこで育てられたのか
② 香料会社、あるいは精油ブランドは何か

　同じラベンダーでも、産地が異なれば香りも違います。ワインと同じく収穫の年が変わればラベンダーの出来具合も変わりますので、収穫ごとに香りの違いが、多少生じます。ですので、天然香料を扱う香料会社は、仕入れる天然香料の品質チェックを厳しく行い、取り扱う精油が一定の香りを保つようにコントロールをしています。

　精油を使う私たちにとっても、精油の香りが違いすぎると、同じ処方（レシピ）で調香してもいつも同じ香りを完成させることはできません。そのため香水原液を製造する会社や調香師にとっては、仕入れる香料会社の選定は、大変に重要になります。

　このような状況の中で、精油ブランドは必要に応じて直接産地から仕入れたり、あるいは天然香料を扱う香料会社から仕入れたりして、各ブランドの容器に仕入れた精油を充填し、製品化しているのです。

　また、精油の鮮度にも注目して、調香に使用する精油をそろえることも大切です。パチュリなどの一部の精油を除いて、多くは鮮度のよいものほど香りもよく、効能ではなく香りのよさを求めるアロマ調香の材料として適しています。購入してからの保存方法に気をつけるなどして、精油の魅力的な香りが失われない内に有効に活用してください。

道具について

精　油

　本書では、精油を無水エタノールで希釈して調香作業に用いる方法を紹介します。

　アロマテラピーでは通常、精油をキャリアオイルで希釈してマッサージ用に使いますが、本書では、フランスの香水学校で使用されるメソッドと同じく、香りの性質に合わせて 10%、5%、1% の濃度にアルコールで希釈して香水作りに使用します。精油を希釈することで、香りの微妙な表情を正確に捉えることができるようになります。

ムエット / 試香紙

　香りを確認するための専用紙のことです。精油を取り扱う専門店などで購入することができます。

　この紙に香料を浸して、鼻先で確認します。嗅覚は敏感で麻痺しやすいので、瓶から直接香りを嗅がずに、ムエットの先に少量を浸してから香りを確認します。ムエットを使うことで、香りを同時に何種類も試したり、時間の経過による変化の観察をすることが可能になります。

　ムエット（mouillette）という名称は、フランス語で「浸す」を意味する「mouiller」からきています。

瓶

　本レッスンでは、3 〜 10ml サイズの瓶を基準に説明していきます。

　出来上がった香りを、美しい香水瓶に入れて使いたい方には、透明の瓶を使用することをお勧めします。アロマテラピーで通常使用するのは褐色の遮光瓶ですが、透明の瓶ですと完成時の香料の色素や状態を観察することができます。

スポイト

　ガラス製、ポリエチレン製の手に入れやすいものを用います。精油ごとに別々のスポイトを用意してください。水やアルコールで洗浄しても、ど

うしても香りは残ってしまいますので、種類の違う精油に、スポイトを再利用することはできるだけ避けてください。

エタノール

　香水に使用されるのは、限りなく 100% 純度に近い変性エタノールです。フランスで生産される香水に用いられるエタノールは、これにわずかな苦味の元が加えられ、この流通が酒類としてではなく、化粧品用のみとして行われるように配慮されています。

　薬局などで売られている無水エタノールで代用できます。

レシピ表 / 処方箋

　本レッスンの調香作業は、香料を一滴ずつ数えて行います。

　調香作業は、レシピ（処方）を作ることから始まり、そのレシピに従って香料を混ぜていくという手順で進めていきます。

　香りを完成させた後は、出来上がった香りとレシピを比べて、思いどおりの香りが出来たか？　どのように調整するべきなのか？　など、このレシピ表を使って分析します。

　あなたがここで作る「レシピ」と「香り」は、あなたの調香技術を高めていく大切な資料です。次の創作をより素晴らしいものにするための貴重なデータとなりますので、大切に保管しましょう。

Formulation

Réf.	Noms de produits	Sol.	g.
1	Essence Bergamote	10%	380
180	Essence Cédrat	10%	130
35	Essence Orange douce	10%	20
23	Essence Mandarin	10%	120
39	Absolu Rose	5%	50
40	Absolu Jasmin	5%	70
152	Essence Ylang extrat	10%	40
148	Essence Noix de muscade	1%	80
160	Essence Cumin	1%	10
230	Essence Patcouli	10%	20
288	Absolu Cacao	1%	80
	Total		1000

希釈について

　そのままの精油で調香作業を始めることも可能ですが、本書では、精油を無水エタノールで希釈して調香する方法を提案しています。希釈せずに始める場合には、Part 7「精油のプロフィール」に記した各精油の濃度（％）から、実数を計算し直して取り組んでください。香料を希釈する方法は、フランスの調香師養成学校でも行われている方法です。なぜ希釈するかというと、希釈した香りは、原液よりも、香りを吟味し、微妙な表情を摑むのに適しているからです。この方法で調香する場合、ほとんどの香料は10％濃度に希釈されます。特に香りの強いものは5％、あるいは1％に希釈して、処方上で微細な調整ができるようになっています。精油は高価ですから、希釈した10％濃度なら容量は10倍になり、10分の1の精油量で調香に取り組めるため、経済的という利点もあります。

希釈の方法

　精油の希釈には薬局で取り扱われている「無水エタノール」を用います。なるべくアルコール臭の気にならないものを選びたいものですが、市販の無水エタノールには、多少なりとも特有のアルコール臭がありますので、気になる場合は希釈して1日おいてから、調香レッスン用基材として使用してください。時間の経過によりアルコール臭はしだいに収まっていきます。

　精油量は、本来、電子計量器を使い、重さで計測しますが、ここでは手軽にできるよう、ビーカーあるいはスポイトを用いての希釈の方法を説明します。

◎ 10％希釈液を 10ml 作る場合

　10ml ビーカーに 1ml の精油を入れ、無水エタノール9ml を加えます。

　スポイトで希釈液を作る場合には、1滴の精油に対して9滴の無水エタノールを加えます。こうして出来上

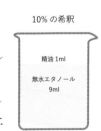

10％の希釈

精油 1ml

無水エタノール
9ml

がった希釈液をよく混ぜ合わせ、別の容器に移し替えて保存します。

　容器には遮光瓶が適しています。同じビーカーを使って複数の精油の希釈液を作るときには、精油ごとにビーカーをよく洗浄して香りが混じり合わないように気を付けてください。なお、精油によっては、混ぜ合わせると白濁したり、よく混ぜ合わせても時間が経つと分離してしまったりすることがあります。これは天然の香料の特質によるもので、香りに影響はありません。分離してしまった希釈液は、再度よく混ぜ合わせてから調香作業に使用してください。

　5% 希釈液、1% 希釈液の希釈方法は表を参考に、必要量を制作してください。

	10%	5%	1%
ビーカー	精油 1ml 無水エタノール 9ml	精油 1ml 無水エタノール 19ml	精油 1ml 無水エタノール 99ml
スポイト	精油 1 滴 無水エタノール 9 滴	精油 1 滴 無水エタノール 19 滴	精油 1 滴 無水エタノール 99 滴

市販の香水とオリジナル香水

　オーガニック志向の高まりから、天然素材が以前にも増して好まれるようになり、最近では精油だけで作られた香水も市販されるようになりました。本書では、精油だけを使って作るオリジナル香水の作り方を説明していきますが、「市販されている香水」と、あなたが作る「オリジナル香水」には、いくつかの相違点があります。

　2 つの「香水」は、目的が違うことをまず確認しておきましょう。

　製品化された「香水」は、不特定多数の人が使うことを前提として作られている、いわゆる化粧品カテゴリーの中に位置するものです。目的は、「香水」という名のとおり、香りを鍵に、薬機法で謳われている「人体を清潔にし、美化し、魅力を増し、容貌を変え、または皮膚や毛髪などを健やか

に保つために、皮膚または毛髪に塗擦、散布などされるもので、人体に対する作用の緩和なもの（医薬品、医薬部外品の効能効果をもつものを除く）」を順守しています。ですから、「香水」と銘打たれたものは、薬機法にのっとって制作された「化粧品」です。

　一方、手作りのオリジナル香水は、不特定多数の人が使うことを目的としていない、あくまでも個人で楽しむことが目的のアイテム、という大きな違いがあります。また、市販の「香水」には、商品として量産するという前提があり、常に同じ香りであることは必須条件ですので、一定の品質を保った精油の、安定した供給が求められます。

　しかも、この安定供給の目論見が崩れたことがあります。1997年から1998年にインドネシアで起こった大きな山火事が原因でした。このために、インドネシアで生産されるパチュリは、一時期、香料市場から姿を消し、香料に関わる人々の中でパニックが起こったのです。というのも、これを原材料に使う香水の数は多く、また、特にその頃ヨーロッパで大流行していたティエリ・ミュグレーの「エンジェル」という香水には、高い比率でパチュリが使用されていたからです。

　原材料が手に入らない期間、制作を断念することはビジネス上、マイナス要素が大きすぎます。しかし、原材料が手に入りにくければ原料価格は上昇します。それでも、一度、市場で販売され始めた商品は、価格を大きく変えることは難しく、あちこちでしわ寄せが出てしまう運命となるのです。

　「香水」は、商品化されて市場に出た後も、アレルゲン成分を含む香料に関する規制が年々厳しくなるために、各ブランドは、原材料に使われた香料の見直しの必要に迫られています。

　香りを変えずに、いかに原材料の香料を調整するか、あるいはその問題をクリアするために、アレルゲンの少ない香料のみで作るのか、香水を使用する不特定多数のユーザーの安全のために、多くの制約のもとで、創作と研究が同時に行われているのが現状です。

　一方、オリジナル香水は、製品化を目的としていないので、大量に作る必要はありません。少量で作る利点は、純粋にオリジナリティを求めた香り作りに挑戦できることです。

　より自由に、クリエイティビティ豊かに、大いに、心から楽しんで取り組むことができるのではないでしょうか？

　ただし、あなたの手で作るオリジナル香水には安全性は保証されていませんので、細心の注意を払ってご自身のみで使うようにしてください。

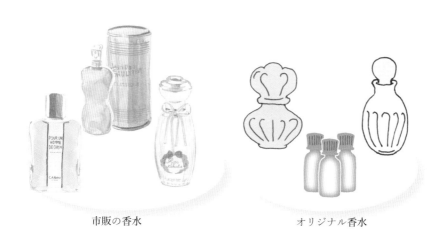

市販の香水　　　　　　　　　　　　　オリジナル香水

香水とアロマテラピー

　香料には「天然香料」のほかに「合成香料」と「調合香料」が存在します。アロマテラピーにはこの中の天然香料が用いられ、一般的に市販されている香水には、天然香料を含めた3種類の香料が用いられています。香水は、これら3種類の香料をいくつもブレンドして、製品化されたものですが、ここでは香水に用いられる天然香料に注目してみましょう。

　調香師は香料を駆使して、表現の可能性を追求しますので、香水用に使われる天然香料（精油）は、香りの美しさが第一に求められます。

　同時に、化粧品としてのアレルゲン成分の基準を超えない範囲内の量で使用することを念頭において、レシピを作っています。したがって、香水用に使われる精油は、芳香成分とアレルゲン物質の調査が慎重に行われた天然香料が使用されることになります。

　また、これらの問題を避けるために、アレルゲン物質を取り除いた天然香料を使用することもしばしばあります。さらに、香水原材料として興味深い新しい精油の素材は常に探し求められています。天然香料を単に蒸留するだけではなく、蒸留方法を工夫して、新しい精油作りを目指す香料会社が増えてきているのも事実です。たとえば、ベチバーの香りの中にあるグレープフルーツ様の香りの姿が浮き出るように採油された精油が存在します。もちろん、合成香料は加えられていませんので、香料会社では天然香料として扱われますが、アロマテラピー用の精油向けというよりも、香水原材料として使用されることを念頭に開発されたというのは明確でしょう。

　「香水」が化粧品であるということ、「精油」が芳香療法のために使われる材料である違いから、「香水」と「精油」に求められている性質の違いがあるのは当然です。

　アロマテラピーでは、ベルガプテンなどの人間の体に悪影響を与えるものを取り除いた精油は存在するものの、精油の状態が自然により近い形であることが求められているのではないでしょうか？　これに対して、香水用には、天然だからこそもてる香りの美しさが求められています。

　それぞれの目的から選ばれた天然香料が、ときに精油となり、香水原材

料となるのです。他にも、食品のフレーバー用として、ボディーシャンプーなどのバスケア製品用として、あるいはルームフレグランスや薬、雑貨の香りづけなど、さまざまな用途に使われます。

　天然香料、合成香料、調合香料の3種類の違いは次のとおりです。

1　天然香料

天然の植物や動物から採取される香料です。花弁、葉、木、根から、また動物の生殖腺分泌物から採り出されます。また、同じ花でも、それぞれの生育する場所により、香りに違いがあります。天然の香料は、ちょうどワインとよく似ていて、生産地や収穫する年によって違いのでてくるデリケートなものです。その種類は500種類以上にのぼりますが、現在、調香に使われているのは、約150種類ほどです。
例：ベルガモット、レモン

2　合成香料

化学的に作られた香料のこと。天然には存在しない香り、または、天然の香料を利用して作る合成香料もあります。調香に使われる合成香料の数は、4000種類以上にものぼります。動物保護のために、あるいは、香りの安定性を求めて、新しい合成香料の開発にむけて研究が進められています。　例：ムスク

3　調合香料

天然香料を再現したものや、天然香料の採取が不可能なもののために再現されて作られた香料。あるいは、調香師のイマジネーションでつくられたもの。　例：スズラン
たとえば、ローズの香りが再現されたローズの調合香料が存在しますが、このような調合香料を構成する香料数は100種類にも満たないものです。ところが、天然ローズの香りには、300以上の香りの分子が組み合わされています。このことからも、天然香料のみで処方をする場合には、ごくシンプルな処方にするなどの工夫が必要であることがわかります。

天然香料を使う調香で、注意すべきこと

　アロマ調香の楽しさは、自然の豊かな恵みと自然本来の美しさを備えた独特の魅力をもつ天然香料を材料として、自分だけのオリジナルの香りを作ることにあります。しかしながら、天然香料ゆえに留意すべき点もありますので、下記の要点を確認してください。

　また、アロマテラピーが「セラピー＝療法」であるのに対して、香水は「アート＝芸術」の世界に属します。香りの魅力を生かした調香には、アートのセンスをもって取り組んでください。

　アロマテラピーに親しむ方にとっては、各精油の効能などの薬理学的な情報は、レシピを作るうえで判断の決め手になるかもしれません。しかし「調香」の結果には、香りの美しさがまず問われます。心地よい香りであってこそ、使う側にとって有用なものともいえるでしょう。効能に気を取られすぎず、自由な香り作りを楽しみましょう。

1 香料選びを慎重にする
　同じ精油名であっても、産地や採取法などによって香りに違いがあります。材料は吟味してご用意ください。

2 レシピはシンプルにする
　1種類の精油は、ときに100種類を超える香りの分子から構成されています。たった1種類でも馥郁とした豊かな印象をもたらすのが、天然香料の素晴らしさです。天然香料で調香する際には、シンプルな処方にすることを心がけましょう。

3 アレルゲンなどの危険性、使用方法に注意する
　天然香料の多くには、アレルギーの元となりうるアレルゲンが多く含まれています。使用する香料成分に光毒性などの危険性がないかよく配慮して用いましょう。また、調香した香りは、各自で使用する以外には、薬機法による規制により、肌につける化粧品として使用することはできません。使用方法には充分に気をつけましょう。

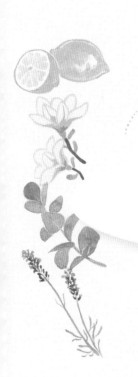

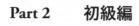

Part 2　　初級編

ピラミッドで
香りを作る

香りのピラミッド

トップノート / ミドルノート / ラストノート

　1つの香りを「トップノート」「ミドルノート」「ラストノート」という3つの段階に分けて説明されることがよくありますが、これを音楽用語に置き換えれば、シンフォニーの第一楽章、第二楽章、第三楽章といったところでしょうか？

　人との出会いなら、トップノートが第一印象。ミドルノートは、相手の人柄で、ラストノートは、相手の心の底にある信念のようなものにたとえられるかもしれません。

　視覚的に表した「香りのピラミッド」はご存知の方も多いでしょう。香りを説明する際に用いられる図で、頂点を香水瓶の蓋とイメージし、蓋を開けたときに香水瓶の口から香りが蒸発していく様子をたとえて描かれたものです。

　香水をシュッと吹き付けると、香りは肌の上で時間と共に変化していきます。

　プロローグ（トップノート）から始まり、物語のメイン（ミドルノート）が語られて、最後にエピローグ（ラストノート）で締めくくられる……この展開は香りの方程式であり、同じように、3段階に分けて香水のレシピを作ります。

　この香りの方程式は、香り全体のバランスのとれたレシピを作るためにとても役立ちます。

　右頁の「香りのピラミッド」に、天然香料のみで調香した香水の、トップ / ミドル / ラストの各地点での香りの特徴を記しました。

　この章では、この図をもとにして、香りを立体的に捉えてバランスのとれたレシピを作る方法について説明します。

トップノート　*Top*

香水を肌につけてから
5 〜 10 分位までの香り

　第 1 段階の香りは、保留性が弱く、インパクトの最も強い香料で構成されています。代表的なものが、柑橘類のフレッシュな香りです。

　この香り立ちこそ、使い心地を決定付けるものであり、贈り物として作られる香りには、最も大切とされる部分です。

ミドルノート　*Middle*

香水を肌につけてから
30 分位たったときの香り

　第 2 段階の香りは、保留性もインパクトも中ほどの強さの香料で構成されています。花の香りのように、ある程度の強さがあり、トップノートよりも保留性があるものが使われます。

　香りのストーリー展開をしていく部分で、その香水のテーマとなる重要な部分です。

ラストノート　*Last*

香水を肌につけてから
1 時間以上たったときの香り

　第 3 段階の香りは、保留性の強い香料とインパクトの少ない香料で構成されています。

　たとえば、木、樹脂などの重くて温かみがある香りをもつ香料が使われます。

　これがまさしく香水の個性であり、使う人に再び同じ香りを使いたいと思わせる、香りへの忠実さを植え付ける部分です。

　このときに香り立つのは、深く温かな香りをもつ香料の数々です。いわゆる「残り香」と呼ばれる、肌の上に長く残るこれらの香りは、保留性が高いことから、他の香料と混ぜ合わせることにより、香り全体の持続性を高める効果をもたらします。

ピラミッドで香りを作る

Part 2では、3回のステップに分けて、香りを立体的に捉えて行う調香法のレッスンを実践していきます。

香りのピラミッドをイメージしながら、ミドルノート、トップノート、ラストノートの順でレシピの構成を考えます。最初にミドルノートに取りかかるのは、香りの核となる部分を形作るためで、ステップ1ではミドルノートを処方して、香りの核となる部分を作ります。このときに、下記の「精油の分類表」をもとに、使用する香りを選択してください。分類表では、精油をトップからラストに分けていますが、これは、あくまでもすべての精油をカテゴライズした場合の位置づけです。

シトラスノートのみの精油で作った香りにも、時間の経過による香りの変化はあり、トップノートからラストノートが存在します。また、1つの精油、たとえばレモンの香りの中にも、トップからラストまでの時間とともに移り変わる香りの変化があります。

ここから始まる3回のステップでは、バランスのとれた香りを作る方法を理解するために、下記の分類表からそれぞれのレッスンで必要とする精油を選んで取り組んでください。

精油の分類表

シトラス	フレッシュ	オレンジ・ビター　セドラ　ベルガモット　ライム　レモン	
	フルーティ	オレンジ・スイート　グレープフルーツ　タンジェリン　マンダリン　ユズ	
アロマティック	レモン	シトロネラ　プチグレン・シトロニエ　メイチャン　メリッサ　レモングラス	
	ミント	ペパーミント	
	アニス	アニス　エストラゴン　シソ　スターアニス　バジル　フェンネル	

トップノート

ミドルノート		ハーバル	アンジェリカ　カモミール・ローマン　クラリセージ　タイム　ティートリー　ラベンダー
		カンファー・シネオール	スパイクラベンダー　ニアウリ　マージョラム・スイート　マートル　ユーカリ　ラバンジン　ローズマリー・シネオール　ローレル
		リナロール	ホーウッド　ローズウッド
	フローラル	ローズ	ゼラニウム　パルマローザ　ローズ
		スイート	イランイラン　ジャスミン
		オレンジフラワー	オレンジフラワー　ネロリ　チュベローズ　プチグレン・ビガラード
		グリーン	ジャスミン・サンバック　マグノリア
		パウダリー	カシー　ジョンキル　ブルーム・スパニッシュ　ナルシス　ミモザ
	グリーン		ガルバナム　タジェット　バイオレットリーフ　ランティスク　マグノリアリーフ
	フルーティ		キンモクセイ　ダバナ　ブルジョン・ド・カシス
ラストノート	スパイシー	ホット	オールスパイス　クローブ　シナモン
		クール	エレミ　ジュニパー　ブラックペッパー　ベイローズ
		エキゾチック	カルダモン　キャラウェイ　クミン　コリアンダー　サフラン　ジンジャー　セロリシード　ナツメグ
	ウッディ	ドライ	サンダルウッド　シダーウッド・バージニア　ヒノキ　ヒバ
		ヒューミッド	ベチバー　パチュリ
		フレッシュ	サイプレス　シダーウッド・アトラス　パインニードル　ファーニードル
		スモーキー	ガイアックウッド
		バルサミック	フランキンセンス　ミルラ
		モッシー	オークモス
	レザー		シスト・エッセンス　スティラックス　バーチ
	フゼア	〈アコード〉	ラベンダー＋ベチバー＋オークモス＋トンカビーン
	シプレ	〈アコード〉	ベルガモット＋ローズ＋ジャスミン＋パチュリ＋ラブダナム・レジノイド＋オークモス
	グルマン		カカオ　ビーワックス　コーヒー　バニラ
	オリエンタル	〈アコード〉	バニラ＋パチュリ

アンバー	バルサミック	ラブダナム・レジノイド　オポポナックス	
	バニラ	ペルーバルサム　トルーバルサム　ベンゾイン	
パウダリー		イモーテル　イリス カモミール・ジャーマン　キャロットシード トンカビーン	
ムスキー		アンブレットシード	

※ 各精油の詳しい解説は、Part7「精油のプロフィール」を参照してください。
※ アコードとは、いくつかの香りを混ぜ合わせて作られる、一定のイメージを持つ調
　和のとれた香りのことです。

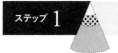

ステップ1　ミドルノート──香りのハートを作る

　最初に、香りのハートの部分である「ミドルノート」に位置する香料を
決定します。ミドルノートの精油には、フローラルノート、グリーンノート、
フルーティノートの３種類があります。（pp.26-28 の精油の分類表を参照）
　まずここから２つを選んでください。そして、どちらを中心にするのか
を決めましょう。なお、この中に手持ちの精油がない場合には、近い香り
を選んでください。

1. どんな香りがお好きですか？　使いたい精油はありますか？　完成
　 させたい香りのイメージを紙に書き出してみてください。
2. 使用する精油を選択してください。
3. 選んだ精油を希釈します。希釈率は Part 7「精油のプロフィール」
　 で確認してください。
4. 中心にすえたい精油の分量を多めにして、右のレシピ表を完成させ
　 てください。２種類の分量が全部で30滴になるようにします。
5. レシピ表に記した滴数を数え、全部で30滴分を瓶に入れましょう。

　２つの香りを組みあわせたとき、どんな香りになりましたか？　ムエッ
トを用いて香りをチェックしてください。（香りの鑑賞方法 pp.32-33 を参
照）
　同じ香りの組み合わせでも、分量が違うことで、香りの印象はだいぶ変

わるものです。好みの香りを作りたいときには、好みの精油を多めに使うことがポイントです。

精油名（ミドルノート）	滴
精油名（ミドルノート）	滴
合計	30 滴

※レシピ表には、希釈した精油を使って処方する際の数値を記入します。
希釈度は、Part 7「精油のプロフィール」を参照してください。

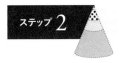

ステップ2　トップノート──最初の印象作り

　ステップ2では、トップノートを加えたレシピを作り、香りに動きをつけましょう。ここで重要となるのが、柑橘の香り──シトラスノートです。また、アロマティックノートという香草の香りを主体としたカテゴリーもトップノート作りに大切です。

　精油一覧表にある、シトラスノート、アロマティックノートから、あなたの好みの香りを1つ選び、香り作りをしてみましょう。

1. ステップ1で作った香りをもとにして、創作したい香りをイメージしましょう。
2. トップに加える1種類の精油を選んでください。
3. 選んだ精油を、適度の「％」に希釈します。
4. ステップ1のレシピで作った香りの印象をもとに、トップノートのレシピを考えます。ミドルノート部分の滴数は、ステップ1で作ったレシピの比率をもとに配分を割り出してください。
5. 使う香料を並べて、香水瓶を用意してください。
6. 香水瓶に、レシピどおりに香料を入れていきます。
7. すべての香料を入れた後、瓶の蓋を閉めてよく振りましょう。
8. 混ぜ合わされた香料をムエットの先にとり、アルコールを飛ばしてから香りを鑑賞します。

9. ラベルに作品名を記して、香水瓶に貼っておきましょう。

　トップノートが加わったことで、完成した香りにどんな変化がありましたか？　出来上がった香りをムエットにつけて、香りの移り変わりを調べましょう。やわらかく温かい香りにしたい場合には、レシピの70％以上にステップ1の香料を使います。逆にさっぱりとした香りを作りたい場合には、レシピの70％以上にステップ2で選んだ香りを処方するようにします。

精油名（トップノート）	滴
精油名（ミドルノート）	滴
精油名（ミドルノート）	滴
合計	50 滴

ステップ3　ラストノート──香りを仕上げる

　ミドルノート、トップノートの香りよりも、どっしりとした存在感のある香りを加えます。これらを使うことで、香りの持続性が高められたり、オリジナリティが感じられるレシピを作ることができます。

　ラストノートに重要な香りには、スパイシーノート、ウッディノート、レザーノート、グルマンノート、アンバーノート、パウダリーノート、ムスキーノートがあります。精油の一覧表から1つだけ選び、ラストノートを加えるステップを始めましょう。

1. ステップ2で作った香りをもとにして、どんな香りに仕上げたいかをイメージしてください。
2. ラストノートとして追加する香りを1つだけ選びましょう。
3. 選んだ精油を「精油のプロフィール」をみながら、適度の「％」に希釈します。
4. 選んだラストノートの香りをどれだけ使うのか、レシピ表に数を書き込みます。
5. ステップ1、ステップ2で作った香りの印象を参考にして、ラス

トノート以外の滴数の配分を決めて合計が 100 滴になるようにレシピを完成させましょう。

6. 使う香料を並べて、香水瓶を用意してください。
7. 香水瓶に、レシピどおりに香料を入れていきます。
8. すべての香料を入れたあと、香水瓶の蓋を閉めてよく振りましょう。
9. 混ぜ合わされた香料をムエットの先にとり、アルコールを飛ばしてから香りを鑑賞します。
10. ラベルに作品名を記して、香水瓶に貼っておきましょう。

トップ、ミドル、ラストノートのバランスを考えてレシピを作りましょう。トップノートを多くすれば爽やかな香りに、ラストノートを多くすれば深みのある香りになります。

精油名（トップノート）	滴
精油名（ミドルノート）	滴
精油名（ミドルノート）	滴
精油名（ラストノート）	滴
合計	100 滴

　ステップ 1 ～ 3 まで、トップ、ミドル、ラストノートの各地点で重要な香料を使って調香レッスンをしました。このように、各ノートを代表する香りを使うことで、香りが立体的になり、バランスが調えられ、トップノートからラストノートまでの香りのストーリー展開が感じられるようになります。

香りの鑑賞方法

香りを鑑賞する際には、清潔で風の強くない場所を選びましょう。

瓶から直接香りを嗅がず、ムエットという香りの試験紙を用いることをお忘れなく。

手 順

1

使用する香料を机の上に並べましょう。

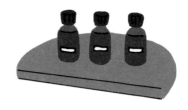

2

瓶の蓋を開けて、ムエット（香りの試験紙）をその中に差込み、先端を5ミリほど香料に浸します。

3

ムエットの香料のついていない方の端に、香料名と時刻を記します。こうすることで、時間の経過と共に香りが移り変わる様子を確認することができます。

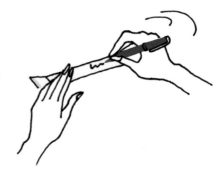

4 ムエットを少し振って、ア
ルコールを飛ばしてから、
鼻に近づけて香りを鑑賞し
ます。
ムエットを鼻に近づける際
には、直接、ムエットが鼻
に触らないように注意して
ください。

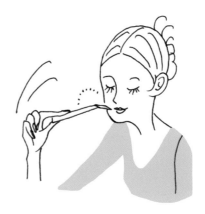

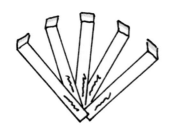

5
香料のついた先を90度に折り曲げ
て、机の上に置きます。香料のつ
いたムエットで机を汚したり、香
料の部分を汚さないためです。
また、いくつかのムエットを同時
に手に持つときには、香りを混合
しないようにムエットごとの間隔
を保ちましょう。

6
香りの印象をメモします。

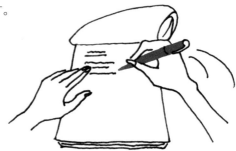

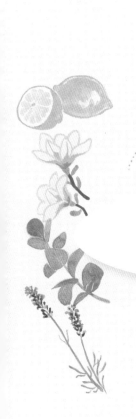

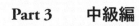

Part 3　中級編

タイプごとの
調香法

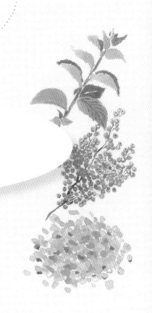

香りのノートとタイプ

　香りのプロフェッショナルは、香りを言葉で説明するときにノート（note）という分類法を用いて表現します。ノートとは音楽では音符をさす言葉で、バラの香りはフローラルノート、レモンの香りはシトラスノートという具合に表現します。

　「音符（note）」が組み合わさって、ひとつの楽曲が作られるように、香料（note）が組み合わさって、ひとつの香水が作られているのです。

　全体的にどのような性質かを示すときには、「タイプ」という分類法で表現します。ひとつの香水の全体像をみたときに、どのような香りが中心となっているのかを説明する分類法です。

　ところで、香水は、肌につけた瞬間から刻々と変化していきますが、時間によって移り変わる折々の表情を、どのように表現すればよいでしょうか？

　この場合にも、音楽でいう曲調と同じように「香調（＝ノート）」という言葉を使って香りを表現します。ひとつの香水には、複数のノートが存在し、その中でも、もっとも強く押し出されるノートが、香水の全体像に深く影響を与えますので、そのままその香水の「タイプ」となります。つまり、香水のテーマとして中心に使われたノートは、その香水の「タイプ」名となるわけです。

ノート	香調（シトラス、フローラルなど）を表すもの
タイプ	ひとつの香水で使われる最重要ノートのこと

　天然香料のみで作ることのできる香りは、大きく分けると７種類のタイプになります。

　Part 3では、それぞれのタイプの特徴とタイプごとのレシピ例を紹介します。どのようなタイプがどのようなイメージを表現できるのか、自分の創作したいものに重ねて、想像を膨らませてみてください。

天然香料で作れる7タイプ

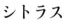 **シトラス**
Hespéridée

柑橘系の香りが主体となったフレッシュな香り。

 アロマティック
Aromatique

ラベンダーやユーカリなどの香草類が主体となった清々しい香り。

フローラル
Fleurie

ローズ、ジャスミン、ネロリなどの花の甘く華やかな香り。

ウッディ
Boisée

スギやビャクダンなど樹木が主体となった安定感のある香り。

フゼア
Fougère

ラベンダー、オークモス、トンカビーンなどのアコードが主体となった清涼感のある香り。

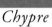 **シプレ**
Chypre

パチュリ、オークモス、ラブダナムなどのアコードに花の香りが組み合わさったエレガントな香り。

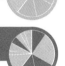 **オリエンタル**
Orientale

バニラやパチュリ、スパイス類などが組み合わさった重厚感のある香り。

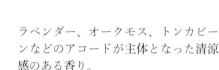

　この章では、精油を使って手軽に上手に香水を作るためのレシピを紹介します。ベーシックなレシピですので、これをもとにアレンジすれば、失敗も少なく、あなたの手作り香水のレパートリーも広がるはずです。

　前章では、トップノートからラストノートまでを組み立てて香りのバランスを重視する調香法を説明しましたが、本章では香りのノートやタイプに注目して調香法を説明していきます。よって、レシピは精油の分類表に書かれたピラミッド位置とは無関係に作られていますが、香り全体のバランスを考慮して作られたものです。

　本章でも、バランス感覚を忘れることなく調香と向き合ってください。

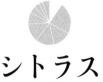

シトラス
Hespéridée

シトラスはどのノートの香りとも相性がよく、自由に香りの組み合わせが楽しめますが、気をつけたいのは、シトラスの香りは香料の中でも最も揮発性が高いことです。

組み合わせる香りによっては、完成した香りを使用してみると、「つけた瞬間はシトラスの香りであるが一瞬のうちにシトラス以外の香りになってしまった」という結果となる危険性がありますので、シトラス以外の香料の分量を最小限に抑えて作りましょう。

Recipe 1	2種類の精油で作る──シトラスタイプ

精油名	希釈率	
ベルガモット	10%	5滴
レモン	10%	5滴
合　計		10滴

※レシピ表は、希釈した精油を使ったときの数値です。希釈度は精油によって異なりますので、「Part 7 精油のプロフィール」を参照してください。

シトラスの香りといえば、「オーデコロン」という言葉を思い浮かべる方も多いのではないでしょうか?

そもそも、「オーデコロン」とは、フランス語でケルン水のこと。ドイツのケルンという場所で生まれたある香水がフランスに渡り、のちにこの香水と同系列の香りのフレグランス製品をオーデコロンと呼ぶようになりました。

では、そのオーデコロンはどんな香りだったかといえば、何十何百種類もの香料が使われる現代の香水とはまったく違い、ごくシンプルなものだったようです。たったの数種類の天然香料のみで作られた、実に単純な香

り、特にシトラスや香草の香りが使われたものだと伝えられています。

　「タイプごとの調香法」の最初のレッスンでは、オーデコロンという言葉の起源となったこの香りにならって、2種類の精油のみを用いたシトラスの香りを作ってみましょう。

　ここで紹介するのは、シトラスの香りを代表するレモンとベルガモットを使ったレシピです。いずれも誰もが好むさわやかな香りで、混ぜ合わせる香りの数も2種類だけですので、レシピの分量が変わっても、完成する香りに失敗はなく、元の香りと同じ、誰もが好むさわやかな香りになります。

　好みの香りを材料に選び、少ない数に絞ることは、失敗しない調香のルールのひとつです。好きな香りを使って、なかでも一番好きな香りを多めに使うという、もうひとつのルールを守るだけでも、処方の半分以上は成功したといって過言ではないでしょう。

　ところで、どちらも同じシトラスノートであるとはいえ、レモンとベルガモットにはそれぞれの個性があります。「*Recipe 1*」のとおり、2種類の香りを同分量使ったレシピで、これらの香りが組み合わせられると、どのような表情を見せるのかを観察してみましょう。

　レモンとベルガモットは、シトラスノートの中でも、最もポピュラーな香りです。シトラスタイプの香水にはもちろん、シトラスタイプとはまったく違う印象をもつオリエンタルタイプの香りにも使われます。

　また、香りのピラミッドの図をみればおわかりのとおり、組み合わせた香りの中で最初に香り立つのが、シトラスです。つまりシトラスの香りは一番先に香り立ち、消えてゆく、という揮発性の高い性質なのです。

　前述の歴史に残るオーデコロンは、レモン、ベルガモット、プチグレン、ローズマリーなどで作られていたといわれます。他にもネロリ、オレンジ、レモングラスなど、ピラミッドの上のほうに位置する軽やかな香りが材料となっていたようです。

　オーデコロンとは、香りをつけてから1時間から2時間程度で香りが消える「アイテム」です。ヨーロッパでは、シャワーやお風呂のあとに、身体にパシャパシャとふりかけるようにして使われますので、日用品とし

てスーパーマーケットには必ず置かれる商品であり、しかも、半リットルから１リットルサイズの大きな容器で売られていることがほとんどです。価格も安いので、思う存分、好きなだけ使えるのです。また、オーデコロンは95％以上がエタノールで作られていますから、清潔さを保ち、使用後の爽快感も味わえるという実用的なものです。

　特に、夏場の暑苦しい時期には、お風呂上がりやシャワーのあとの爽快感を一層高めてくれるシトラスの香りのオーデコロンは重宝します。自分の好みの香りを使ってオリジナルオーデコロンを作ってみてはいかがでしょうか？

ステップアップ・アドバイス

　レモンの香りを多めにしたもの、ベルガモットの香りを多めにしたものを作って、香りの変化を確認しましょう。ライムやグレープフルーツなど、その他のシトラスの組み合わせも試してみましょう。シトラスタイプの香水を作るためには、シトラスノートの香りのみで制作するか、あるいはシトラスを多く用いてそれを香りの中心とすれば、その他のあらゆるノートの香りとも組み合わせが可能です。

精油名	希釈率	
ベルガモット	10％	2 滴
レモン	10％	7 滴
ユーカリ・グロブルス	10％	1 滴
合　計		10 滴

ポイント

　レモンなどの柑橘類の中でお好みの香りを思い切りたくさん使うことです。アロマティックノートの精油を組み合わせるとさっぱりとした仕上がりになります。

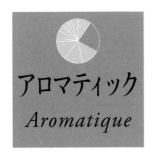

アロマティック
Aromatique

　香草類の香りのことをアロマティックノートと呼びます。これは、フランス語で香草を"Herbes aromatiques" というからです。アロマテラピーを実践なさる方にとっては、よくご存じの精油がアロマティックノートに多く分類されていることに驚かれるかもしれません。香草類から放たれる香りは、たくましく野に咲く植物の活力を感じさせるものばかりです。これらの精油を軸にして作り上げるアロマティックタイプの香水作りをマスターすれば、美しいばかりでなく、心も元気になれる香りを作れるようになるでしょう。

<table>
<tr><td>*Recipe 2*</td><td colspan="3">２種類の精油で作る──アロマティックタイプ</td></tr>
</table>

精油名	希釈率	
ラベンダー	10%	7 滴
タイム	1%	3 滴
合　計		10 滴

　最初のレシピは、アロマティックノートを代表するラベンダーを中心に、タイムの香りを添えたものをご紹介します。ラベンダーとタイムは、アロマティックノートの中でも最も香草らしさを感じさせる「ハーバル」のカテゴリーに分類された香りです。このカテゴリーにあるのは、フランス人にとっては、日常を思わせる身近な香りです。ラベンダーは寝室やリネンとの結びつきが強く、清潔さや落ち着きをイメージさせます。タイムの香りは食卓の香り。そして、くつろぎのハーブティーとして知られるカモミール・ローマンも、このカテゴリーに入れられます。日本でも日ごろから暮らしの中でハーブを楽しんでいる方には、なじみ深さを感じさせる香りかもしれません。

　ところで、オーデコロンが誕生する前に、すでにハンガリー・ウォーターと呼ばれるものが存在していたのをご存じでしょうか？　これは、ロー

ズマリーとアルコールで作られたもので、「若返りの水」という別名を持っています。なんでも、これを使ったハンガリー王妃が、健康と美を取り戻し、72歳にして、隣国のポーランド王から求婚されたという逸話があるのですが、その真偽のほどはともかく、ハンガリー・ウォーターの人気はオーデコロンの誕生まで続いたということですから、ローズマリーの香りには何らかの力があるのかもしれません。

　アロマティックタイプの香りの魅力は、自然の恵みをたっぷりと含んだ香りの放つ、清々しいエネルギーです。しかし、すべての人がその香りから、心地よさや安心感がえられるかどうかは少し疑問です。なぜなら、対象となる香りが日常の暮らしの記憶に存在するかは人それぞれであり、各人の生活環境によってだいぶ異なるからです。

　そこで、心理面ではなく、アロマティックノートの香りを調香する際のテクニカルな部分にフォーカスして説明しましょう。

　アロマティックノートの香りは、シトラスタイプと同じく、香りのピラミッドでいえばトップノート部分で香り始めますので、高い揮発性を持ちます。つまり、保留性は低く、香りは長く続きません。すなわち、ラストノート部分に影響を与えることもなく、重厚感のある香りを組み合わせる際にも邪魔にならない香りです。キレのある、さっぱりとした香りを作りたいのでしたら、アロマティックタイプはまさに目指すべき香りのタイプだといえるでしょう。シトラスタイプと同様に、香りの組み合わせをできるだけシンプルにすることが、香り作りのポイントとなります。

　気を付けたいのは、軽やかでありながらも個々のアロマティック精油には、際立つ特徴と複雑さがあることです。たった２種類の精油の組み合わせだけでも、個性的な香りを完成させられる良い面もありますが、２つ以上を組み合わせるときには注意が必要です。シトラスの精油とアロマティックの精油をそれぞれ１つ選んでムエットにとり、２つの香りの性質を嗅ぎ比べてみると、アロマティックの精油には、シトラスのものよりも多くの表情が見つかるのが分かるでしょう。

　このことからお勧めしたいのが、アロマティックタイプの香りを作るときには、完成したときに最も打ち出したい香りを１つに定めてから、レシ

ピ作りに望むということです。

　潔さが必要となるからでしょうか、アロマティックタイプの香水は、女性向けのものよりも男性向けのものが多く存在します。けれども、このタイプの香水総数は、他のタイプに比べると少なく、アロマティックの香りは、シトラスタイプやその他のタイプの香水のために、アクセントとして使われることがほとんどです。

　なぜアロマティックタイプの香水が少ないのか？　その理由は、もしかしたら、アロマティックの香りが、生活の匂いを漂わせているからなのかもしれません。香水は、あくまでもアート性を追求して作り出されるもの。その美しさを香りとして纏って、人々は夢を思い描いているのです。日々の暮らしの匂いで作られていても夢見させてくれるアロマティック香水が存在するのであれば、その名香は素晴らしいレシピで仕立て上げられていて、心の奥底に響く魅力があるのでしょう。ひと吹きでイマジネーションの旅に連れ出してくれる、まさに魔法のレシピです。心地よい香りや懐かしい香りを使って、あなたを心の旅に連れ出す魔法のレシピを作ってみてはいかがでしょうか？

ステップアップ・アドバイス

　最初のレシピでは、ラベンダーにタイムを少量加えましたが、2つ目のレシピでは、この組み合わせにラブダナムを加えて、香りに重厚感を与えましょう。ラブダナムは、香りのピラミッドではラストノート部分に位置します。軽やかな香りに重厚感のあるラブダナムの香りが加わることによって変化する、香りの全体の印象を観察しましょう。香りのピラミッドをもとに香りを立体的にとらえることは、香り選びのアイデアを得ることに役立ちます。

精油名	希釈率	
ラベンダー	10%	6 滴
タイム	1%	2 滴
ラブダナム・レジノイド	1%	2 滴
合　計		10 滴

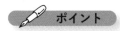 ポイント

　もっとも親しみを感じるアロマティックノートの香りを1つ選び、それをたっぷりと用いたレシピを作りましょう。ラストノートに重要な精油を少量組み合わせることで、思いがけない調和が生まれます。

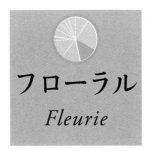

フローラル
Fleurie

　フローラルノートの香りを中心にレシピを作ります。

　シトラス同様、フローラルはどのノートとも相性がよく、自由に香りの組み合わせが楽しめますが、フローラルノートの精油の多くは、1種類だけでも、1つの完成された香水のような強い個性をもっています。そのため本来の美しさが台無しにならないよう、主体となるフローラルの香りを引き立てるものを慎重に選びましょう。

Recipe 3	3種類の精油で作る──フローラルタイプ

精油名	希釈率	
ベルガモット	10%	2滴
ゼラニウム	10%	6滴
シダーウッド・バージニア	10%	2滴
合　計		10滴

　フローラルの香りとなるレシピを作りたいときには、フローラルノートの香りを多めに使ってレシピを作ります。

　しかし問題は、フローラルノートの精油はどれもが高価なものばかりだということです。どれもが主張のある個性と美しい表情をもっていますから、組み合わせることで、香りそのもののよさを台無しにしてしまうリスクも考えられます。

　そこで、私がお勧めしたいのは、混ぜ合わせずに単独でひとつの香りをじっくりと楽しむことなのです。とはいえ、2つ以上の香りを組み合わせて、美しいフローラルタイプの香りを作ることも、もちろん可能です。元の香りのよさを存分に楽しめるレシピを作ることで、元の香りのよさが引き出されて、また別の魅力に触れることができるのです。

　そもそも日本の歴史にも、好みの香りを組み合わせ、自由に楽しむ平安貴族の趣味としての「香」があり、香りのよさを比べ競い合う「香合せ」から、その後、香りを文学などと結び付けつつ嗅ぎ比べを楽しむ「組香」に発展、いつしか日本特有の文化である香道が確立されました。混ぜ合わせたり、組み合わせて香りを愉しむ作法もあれば、1種類の香をじっくりと鑑賞する一炷聞と呼ばれる鑑賞方法を形式化したものもあります。

　1種類の精油といっても、たとえばローズの香りを分析すると、そこには300以上の芳香分子がすでに発見されているわけです。つまりローズの麗しい香りは、まさに自然の創造物であるといえます。また、ローズの精油の採取法には、水蒸気蒸留法と溶剤抽出法があり、さらに、同じ抽出法のローズであっても、産地によっても香りに違いがあります。その上、収穫された年によっても、まるでワインのように香りに違いが出てくるものなのです。

　このレッスンでは、ローズの香りの成分にも存在するゲラニオールをたっぷりと含んだゼラニウムの香りを用いたフローラルタイプのレシピを紹介します。

　ベルガモットを組み合わせてトップノートを作り、これにゼラニウムをたっぷり組み合わせて、フローラルの香りの核であるミドルノートを作ります。

　ゼラニウムは、男女共に楽しめるフローラルの香りです。すっきりとした印象のフローラルノートは、シトラスと組み合わせることで、より一層生き生きとフレッシュな香りに仕立てあげられます。

　ラストノート部分は、シダーウッド・バージニアの香りを処方しました。シダーウッド・バージニアの香りを加えるのは、ラストノート部分を構成させることだけではなく、フローラルの香りの骨格を作る目的でもあります。シダーウッド・バージニアに限らず、ウッディノートの香りは調合された香り全体に安定感を与えてくれるのです。フローラルの香りのやわらかさに、存在感を与えてくれると表現してもよいかもしれません。ですから、あなたが香りを創作する際に、香りに物足りなさを感じたときには、ウッディノートの香りを加えて、処方を練り直してレシピを完成させてください。

ステップアップ・アドバイス

　フローラルの香りの代表格は、ローズ、ジャスミン、オレンジの花（ネロリ、オレンジフラワー）の3種類です。香りの性質から、これらの香りは下記に示した3つの系統に分けられます。

1　ローズ系　　　　　　　　ローズ、ゼラニウム

2　スイート系　　　　　　　ジャスミン、イランイラン

3　オレンジフラワー系　　　ネロリ、オレンジフラワー、
　　　　　　　　　　　　　　プチグレン・ビガラード、チュベローズ

精油名	希釈率	
ローズ・アブソリュート	10%	3滴
ジャスミン	10%	3滴
パチュリ	10%	4滴
合　計		10滴

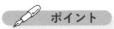 **ポイント**

　クラシカルなフローラルタイプの香りを作りたいときには、パチュリが決め手となります。
　同じフローラルの香りでも、ローズ系の香りにするのか、ジャスミンなどのスイート系の香りにするのか、あるいはオレンジフラワー系の香りにするのかを決めることで、より特徴のあるフローラルタイプの香りが完成します。

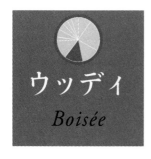

ウッディタイプの香水を作る際に大切なのは、どのウッディの香りをメインにするか、はっきりさせることです。

同時に、ウッディノートの香料は、どれもどっしりとした重厚感をもつものですので、柑橘類をたっぷりと加え、香りのピラミッドのバランスをとることを心がけてみましょう。

ウッディタイプの香り作りのポイントは、香り全体の重量感のバランスに気を配ることです。

| *Recipe 4* | 3種類の精油で作る──ウッディタイプ |

精油名	希釈率	
ベルガモット	10%	3滴
ゼラニウム	10%	1滴
シダーウッド・バージニア	10%	6滴
合　計		10滴

近年、世界の香水市場で注目されているウッディノートですが、日本人にとっては馴染み深い香りのひとつではないでしょうか？　昔から、木と私たちの生活は密着していました。木造の住まい、家具、ヒノキ風呂と、当然のように木の素材が使われ、日ごろ天然の木肌に触れる機会は多くあります。

しかし日本では多く見られる、ニスも塗られずに木目がむき出しになった木肌の家具は、フランスでは少ないようです。そのことからか無垢の木の素材は、日本以上に貴重なものとして扱われ、木に対する感じ方にも違いがあるように思います。

たとえば日本人とフランス人には、木の香りに対しての感覚に違いがあります。日本人にとっては、心が落ち着く香りだと感じさせることが多い

ようですが、フランス人にとっては、どうやら、ミステリアスなイメージをもたらすようなのです。

　フローラルタイプのところで紹介したレシピでは、ゼラニウムをメインにしてフローラルの香りを作りましたが、左頁の「*Recipe 4*」では、使う精油を変えずに、量だけを変えています。同じ精油を使っても、ウッディの分量を増やして、全体的なレシピを調整すれば、ウッディタイプの香りが完成することを証明するレシピです。

　現在市場に出回っている精油の種類は、150種類ほどといわれています。産地や採取法で数えたら、500種類にものぼるでしょう。

　しかし、多くの絵の具をもたなくても美しい絵が描けるのと同様に、あるいは、何オクターブもの鍵盤がなくても、リズムや和音でまったく違った音楽が生まれるのと同様に、わずかな数の精油しか手元になくても、美しい香りの数々を誕生させることはできるのです。

　香りを混ぜ合わせて作る楽しさを知れば知るほど、数多くの精油を手にして、あれこれ調香してみたくなるものです。しかし、自分の精油のワードローブに新しい精油を入れるかどうかは、じっくり考える必要があります。すでにあるものだけで作ることができる、あらゆる処方の可能性を探してみてはいかがでしょうか。

　ただし、ウッディノートの香りは、シトラス、フローラル、アロマティックノートの精油を使って作ることは出来ません。それは、ちょうどお肉料理はお肉がなければ作れないのと同じことです。

　そこで、あなたの手持ちのすべての精油をテーブルに並べて、ノートごとに分類してみたときにウッディの香りがなければ、ぜひ、ひとつ加えてみることをお勧めします。ヨーロッパの人々にとって、ミステリアスだと感じさせるウッディの魅惑的な香りに触れ、創作の材料として活用してください。

ステップアップ・アドバイス

　木の香りにも、いろいろあります。

　たとえば、太陽に向かって伸びる杉やヒノキの幹からは、まさに「木の香り」といえるドライな木の香りがします。これに対して、ベチバーの香りは、湿ったウッディノート、ヒューミッド・ウッディ系として分類され

ます。ウッディノートのカテゴリーに入れられるものには、オークモスもあります。名前やその姿から苔をイメージさせられますが、実際にはオークの木に寄生する地衣類で、モッシー・ウッディ系に分類されます。

　ウッディノートは、香りのピラミッドの中では、下の部分に位置しています。このことからもおわかりのとおり、木の香りは、ラストノートの部分に大きく影響を与えます。ラストノートをどんなイメージにしたいかを想像して、調香に用いるべきウッディノートを上手に選択してください。

精油名	希釈率	
レモン	10%	2滴
ベチバー	1%	3滴
シダーウッド・バージニア	10%	5滴
合　計		10滴

✎ **ポイント**

　中心としたいウッディノートの香料をより効果的に香らせるため、もうひとつのウッディノートの精油を組み合わせると厚みのあるウッディの香りが完成します。

　シトラスノートの香りを組み込み、トップノートの香り立ちをよくしましょう。

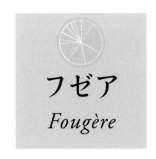

フゼア
Fougère

「王家のシダ」という名の香水「フジェール・ロワイヤル」は、トンカビーンの主成分であるクマリンを利用した初めての香水です。

ウビガン社が1882年に発表したこの香りは、ラベンダーとクマリン、そしてウッディのいくつかの香りが組み合わされた革新的なアコードをもつものでした。

ウビガン社の香水は、20世紀半ばごろからしばらく姿を消していましたが、近年、再出発をはかり、現在ではフランスのデパートなどでも扱われています。

ウビガンの名を世界中に知らしめた香水であるこの「フジェール・ロワイヤル」は、ケルク・フルールなどの同社の他の有名な香水とともに、メインの商品として商品カウンターに陳列されています。

復刻版が発売されたと知った当時の私は、香りを試すためにいそいそと香水店に向かったものでした。ベルサイユ宮殿近くにある香りの図書館にしか、この香りは存在しないと聞いていたからです。陳列棚にたどり着くやいなや、サンプルの香水瓶を手に取り、ムエットに吹き付けてみたのですが、かつての姿ではないことを察知して、期待に高鳴った胸はにわかに鳴り止みました。そして、これが当然なのかもしれないと自分自身をなだめたのでした。

フジェール・ロワイヤルの誕生の時からずいぶん後に開発された香料が組み合わされていたのは明らかでした。当時の香りをそのまま再現するだけが、香りの伝統を守ることではないともわかっているつもりです。それに、当時と同じ香りが、現代人の嗜好に合い、多くの人たちに愛されるのかというと、それは大きな疑問です。

この香水は元祖とは香りは異なれども、確かにフゼアタイプで、「フゼア」という香りの新しいカテゴリーを作り出した張本人に連なるもの。終わりのない香りの歴史と香りの変遷に思いを馳せながら、私は、フゼアタイプの香りの起源に触れられたという別の喜びをかみしめたのです。

Recipe 6	4 種類の精油で作る──フゼアタイプ

精油名	希釈率	
ラベンダー	10%	3 滴
ベチバー	1%	3 滴
オークモス	1%	2 滴
トンカビーン	1%	2 滴
合　計		10 滴

　ところで、フジェール・ロワイヤル誕生以来、数え切れないほどのフゼアの香りが誕生しています。では、そのアコードとはどのようなものなのでしょうか？　鍵となるのは、クマリンという芳香分子だということは、前述したとおりです。

　クマリンは 1820 年にトンカビーンの含有する芳香成分から単離させることに成功した、化学者たちの研究成果の賜物で、1868 年には人工的に作ることに成功し、現在では工業的に製造されている結晶状の芳香分子です。

　これがラベンダーと組み合わさったときに、フゼアの基となる香りが生まれるのですが、実はこのクマリンは、ラベンダーの香りの中にも含まれているのです。ラベンダーの成分に含まれているのですから、ラベンダーとの相性がよいのは当然です。ちなみに、ラベンダーにはいくつも種類がありますが、フランスのコルシカ島で採られるラベンダーが最もクマリンを多く含んでいると聞いたことがあります。

　ヨーロッパでは、化粧品のパッケージのアレルゲン表示が義務付けられていて、そのリストにはクマリンも含まれています。もちろん、使用量にもある程度の制限が設けられています。そのため、近頃ではクマリンを取り除いたラベンダーが開発され、市場に出回るようになりました。

　ラベンダーとトンカビーンはフゼア特有のノートの鍵を握ってはいますが、この 2 つのみでは、フゼアノートは完成しません。ベチバーやオーク

モスが加わって、初めてフゼア独特のアコードが完成します。

　「王家のシダ」という名にふさわしい香りの重厚感も、ベチバーとオークモスを加えることで実現されるというわけです。

精油名	希釈率	
ラベンダー	10%	3 滴
ゼラニウム	10%	1 滴
ベチバー	1%	2 滴
オークモス	1%	2 滴
トンカビーン	1%	2 滴
合　計		10 滴

ステップアップ・アドバイス

　シプレ、フゼア、オリエンタルの３つのアコードは、材料の入手から調香の作業まで、他のタイプに比べると手間もかかりますし、経済的にも気軽にできるというものではありません。

　そこで、この３つのアコードを作るときには、少し多めに作って、ストックしておくことをお勧めします。この調香済みのものに「フゼアベース」という名前をつけて、レシピの中では１つの香料として扱いましょう。こうすることで、手軽にこれら３つのタイプの香り作りができるようになります。

ポイント

　フジェール・ロワイヤル以来、主に男性向けの香水に用いられてきたフゼアの香りですが、この香りの面白さは、女性のための香りとしても芸術性の高い作品を実現できるところにあります。媚びないスマートさは、女性がもつ潔さとも似ていて感じがよく、誰にも好まれる香りになるはずです。

　ここではごくシンプルなフゼアのレシピをご紹介しましたが、シプレと同様、パチュリ、ラブダナムなどを用いることで、より、個性的なフゼアの香りが完成します。

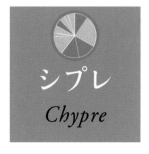

シプレ
Chypre

　「シプレ」という言葉の起源は、コティー社から出された「シープル」という香水にあります。実はこの香水、現在は製造されておらず、幻となってしまった香りの１つです。記録によれば、流行した頃、道を歩く女性のほとんどすべてがシープルを纏っていたとのこと。

　この流行以来、シープルのような香りのアコードを主体とした香水を、シプレタイプの香水と呼ぶようになったのです。

　シプレアコードを構成するのは、ベルガモット、ローズ、ジャスミン、パチュリ、ラブダナム、オークモスの香りの和音。これらが一緒に組み合わされたときに、初めてシプレ特有のハーモニーが奏でられます。

　さて、フランス語でキプロスを意味するこの香水。誕生したのは、制作した調香師フランソワ・コティーが、キプロス島を訪れたときの思い出を香りに表現しようとした試みからでした。島は、深い森に覆われていて、独特な香りをもった場所でした。森を作る木々。茂った木々と緑から作られる陰。地面を覆う草や苔……。

　キプロス島は、今でこそ、政情不安の問題のために観光で訪れる人々の数は減りましたが、長い間、フランス人にとっては地中海に浮かぶバカンスを過ごす島として知られていたのです。バカンスを過ごした思い出の森の匂いから創作された香水は、今は幻と化したものの、現在も数々のシプレタイプの香水が作り出されています。

Recipe 5	４種類の精油で作る──シプレタイプ

精油名	希釈率	
ローズ・アブソリュート	10%	2滴
ジャスミン	10%	2滴
パチュリ	10%	4滴
オークモス	1%	2滴
合　計		10滴

ステップアップ・アドバイス

　前頁のレシピでは、特にシプレアコードを形成するために、最も重要な働きを担う精油のみを用いましたが、シトラスノートのベルガモットやレザーノートのラブダナムが加わると、バランスのとれた立体感のある香りとなり、シプレアコードの美しさが際立ちます。

　温かさを感じさせる樹脂類のラブダナムは、アコードにより深みを与え、成熟した女性らしさを思わせるようなシプレ本来の香りに仕立ててくれます。

　ところで、シプレ、フゼア、オリエンタルの３タイプは、複数のノートを組み合わせて作られる香りですので、レシピに使う精油の数は、シトラスタイプなどに比べると増えてしまいます。

　また、３つのタイプは想像上の香りが主題とされたものですので、調香のためのイメージが掴み切れないということが起こるかもしれません。そんなときには、この３タイプで紹介するレシピをもとに、それぞれの香りを作ってそれらの特徴を把握し、記憶するようにしてみてください。

　いずれにしても、これらの３つは、必要な精油を使ってバランスよく調香することで、はじめて完成するという香りです。どれも似たような香りになってしまいがちな難点もありますが、トップノートにアクセントをつけてみたり、テーマとする香りを思い切って処方してみたりと、工夫次第でレシピのアイデアは広がるはずです。

精油名	希釈率	
ベルガモット	10%	1滴
ローズ・アブソリュート	10%	1滴
ジャスミン	10%	1滴
パチュリ	10%	4滴
ラブダナム・レジノイド	1%	2滴
オークモス	1%	1滴
合　計		10滴

　なかには、市販されているシプレタイプの香水を試してみると、精油のみで作った天然香水のシプレと香りがまったく違うことに驚かれる方もあるかもしれません。特にシプレとフゼアは、その違いが顕著に現れます。慣れた現代風の香りの方を好む方も多いかもしれません。けれども、天然香料のみで作ったこれらの香りをぜひ体験してみてください。シプレ、フゼア、オリエンタルの３タイプは、慎み深さや奥深さ、重厚感をもった味わいのある香りで、特に天然の豊かさを堪能できる種類の香りだからです。

✎ ポイント

　シプレの華やかさは、香りのピラミッド全体のバランスがとれたときに開花します。また、ウッディノートの中でも、モッシー・ウッディとヒューミッド・ウッディの精油をいくつか併用することで、よりシプレらしさが増してきます。ラブダナムを使うときにバニラを一緒に使えば、まろやかなラストノートが完成します。

　なお、現代の香水のシプレタイプのものには、軽やかなものが多く見かけられますが、これは、アレルゲンを可能な限り取り除いたオークモスか、あるいはモッシー・ウッディノートの合成香料が使われているためです。

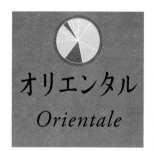

オリエンタル
Orientale

　このタイプの香り作りで重要なのは、パチュ
リとバニラです。オリエンタルアコードを構成
するこの２つを使えば、確実にオリエンタル
タイプが完成します。香りのカテゴリー名は、
原材料の多くが東方（オリエンタル）から運ば
れてきたことによります。

　このノートはシプレ、フゼアと同様に、複数
のノートが組み合わされて初めて完成するので、構成がシンプルなシトラ
スやフローラルに比べると、香りの印象も複雑で抽象的に感じるかもしれ
ません。そのため、オリエンタルタイプの香り作りには、豊かなイマジネ
ーションが求められます。

Recipe 7　４種類の精油で作る──オリエンタルタイプ

精油名	希釈率	
イランイラン	10%	1滴
パチュリ	10%	4滴
サンダルウッド	10%	2滴
バニラ	1%	3滴
合　計		10滴

　この香りの構成は、バニラとパチュリの組み合わせから作られるので、
２つの精油がなくてはオリエンタルの香りは作れませんが、逆に、この２
つさえあれば、豊かで奥深い香りを作ることはさほど難しくありません。
　ここでは、フローラルノートのイランイランと、パチュリと同じウッデ
ィノートのサンダルウッドを組み合わせてみました。このレシピで完成す
るのは、オリエンタル特有の濃厚な香りです。さらに、この香りに深みを
与えたいなら、フローラルノートにはジャスミンなどのスイートフローラ
ルノートを、他のノートを加える場合には、香りのピラミッドの下に位置
する香料を選んで加えることをお勧めします。
　また、イランイランには採取する状況から、イランイラン・エクストラ

からイランイラン・ファースト、セカンド、サードなど、さまざまな種類がありますので、それぞれの香りの特徴を把握して、使う種類を吟味するのも楽しいものです。

オリエンタルの調香で頻繁に使用するサンダルウッドは、産地によってかなり香りの表情が異なります。他のウッディノートの香りと違って、サンダルウッドにはミルキーさとコクがあり、そのことがサンダルウッドの特徴とされます。その特徴を最ももっているのはインド産のもので、その学名は Santalum album。ニューカレドニア産（Santalum austrocaledonicum）や、オーストラリア産（Santalum spicatum）のサンダルウッドにも、同様の香りの性質はあるものの、オリエンタルタイプの香りの素材としては、とろりとした濃厚さやボリュームがやや足りないかもしれません。

このように同じ精油でも産地によって違いがありますし、学名が異なる種類もあります。収穫年によっても微妙に変わりますので、精油の性格を見極めて、お使いになる香りの材料をそろえてください。

私は香りを扱う仕事柄、香料会社の出した新作から、希少価値のある通好みの精油まで、調香作業をするパリのアトリエには1000を超える香料を保管しています。香りに魅せられた私には、素晴らしい香りをコレクションするというだけで、満ち足りた気持ちになれますが、数が多くあればよい香りを制作できるかといえば、決してそんなことはありません。

手持ちの香料の数は、作る香りの幅を広げてくれることは確実です。しかし、美しい香りは、やはり、よい品質の香料と、よい処方から生まれるものなのです。

ステップアップ・アドバイス

深みやコクだけでは物足りない、もう一味加えてみたい、という方には、スパイシーノートの香りを加えてみることをお勧めします。

シナモン、クローブ、ブラックペッパーなど、ピリッとしたスパイスの香りはいろいろあります。クローブといっても葉の部分を抽出したものを選ぶのか、クローブの蕾から抽出したものを選ぶのか、それぞれに香りも違いますので吟味して選択しましょう。

ゲラン社に現代のオリエンタルの基礎形ともいえるシャリマーという有

名な香水がありますが、これには、シトラスノートのベルガモットが処方の30%に用いられています。このことからわかるように、オリエンタルな香りにしたいから、重厚な香りのものだけを使わなくてはいけないというわけではないことも理解しておきましょう。

　たとえば、アロマテラピーでよく使われるラベンダーの香りをやわらかで温かなオリエンタルのベースに組み合わせるというのもアイデアです。

　アボカドの食べ方に、レモンとトリュフ入りの塩で味付けるやり方があります。半分に割ったアボカドの種を取り除き、くぼみにたっぷりレモンを搾り、そこにトリュフのかけらが入った塩をふるという極めてシンプルな食べ方ですが、一度これを味わえば、病みつきになるほどの食感と風味に圧倒されることでしょう。アボカドのまったりとした食感に、レモンの爽やかな香りと酸味、そして塩、さらに野性味溢れるトリュフの風味が組み合わさり、スプーンのひとすくいを口に放り込んだとたん、絶妙な組み合わせのアロマが弾け散り、喜びに溢れた舌の感触をバターのようにやわらかなアボカドの実がそのすべてをすくい取って喉元を過ぎていく……。シトラスのフレッシュ感とオリエンタルの深いアロマが出会って、口の中に驚きを与えているのかもしれません。

　これは、食べ物に関する一例ですが、アイデア次第で思いがけない組み合わせが誕生するということを忘れずに、柔軟な考え方で、さまざまなレシピを生み出してください。

精油名	希釈率	
イランイラン	10%	3 滴
パチュリ	10%	4 滴
バニラ	1%	3 滴
合　計		10 滴

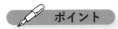

　バニラとパチュリの組み合わせがポイントなので、加える香り次第で、華やかさを印象付けたり、ミステリアスなイメージを強調することもできます。イランイランは催淫作用がある精油として有名ですが、蒸留時の状況で分けられたグレードによって、香りに違いがあることは先にお話ししたとおりです。薬理学的な作用はともあれ、どのイランイランを使うのかを、最終的に完成する香りを想像しながら選択してみてください。

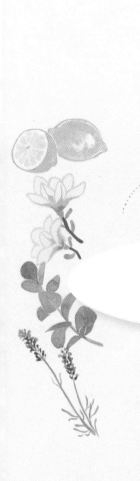

Part 4　応用編

イメージで
レシピを作る

香りのイメージ

　新しい香りを調合して創作する際に、それぞれの香りがもつイメージをしっかりと摑むことは必須です。ちょうど、料理をするときに食材や調味料の味を知らなければ、おいしい一皿を作ることができないのとよく似ています。そこで、香りがもつイメージを明確に把握するために、円グラフの中に、香りの表現に用いる言葉を並べてみました。

　香りのイメージを摑むのには、イメージを言葉に置き換えて記憶するのが、最も有効な方法です。ノートと関連させて香りの表現例を配置していますので、この図を用いて、精油がもつイメージを摑むのに役立ててください。また、Part 7 の「精油のプロフィール」の一覧表に書かれた香りの説明を参考にすれば、香り作りや、素材選びのヒントになります。

　円グラフにあるのは、各ノートを表現する言葉の一部です。嗅覚で感じたことを示す表現は数少ないものの、まるで味覚や視覚など他の感覚で感じたかのように香りを表現することがほとんどですから、探せば限りなく存在します。

　たとえば、「青臭い匂い」という表現があるように、色に置き換えることもあります。甘いという言葉を使えば砂糖のような甘さを思い浮かべさせますが、甘い香りからは、やさしく愛くるしい表情を思い浮かべさせることもあるかもしれません。

　このような、香りというモノから得られるイメージを自由自在に転換させて、別のモノとの関連性を見つけ、新しい香りを編集していくことは、香り作りの楽しさの1つでもあります。

　本章では、パーソナリティと香りの結びつきについて説明します。この2つが結びつくのは、それぞれが「イメージ」をもっているからです。たとえばシンプルなイメージをもつパーソナリティには、シンプルなイメージをもつ香りを結びつけるという方法で、各パーソナリティにふさわしいレシピを作ります。シチュエーションや気分によって使い分けるアイデアも、各パーソナリティの応用レシピとしてご紹介します。

香りのイメージパレット

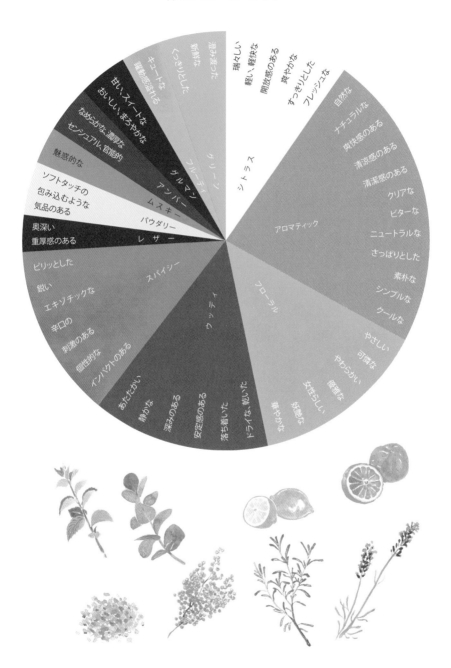

精油のイメージパレット

　ここで紹介する円グラフは、パーソナリティ、香り、イメージの3つの関連性を表した「精油のイメージパレット」です。パーソナリティは6つにカテゴライズされ、精油はパーソナリティのイメージに合わせて配置されています。

　6つのパーソナリティの境目ははっきりと区切れないため、2つのノートに跨って配置されています。また、香料名の並び方は、たとえば、シトラスノートの中でも、ナチュラルよりであるか、リュディックよりであるかを一目で確認できるようになっています。

　嗅覚で捉えた香りは、感情や記憶によって、各人でそれぞれの印象が持たれるものです。ここで紹介する精油のイメージパレットは、一般的な香りの特徴を示すものさしとしてご活用ください。

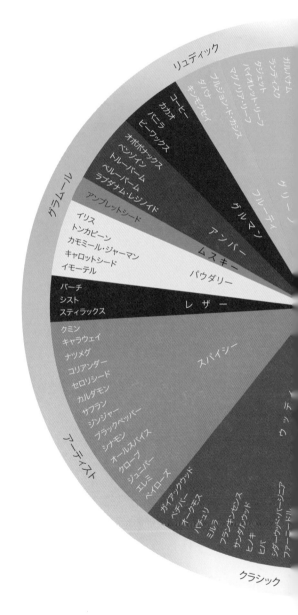

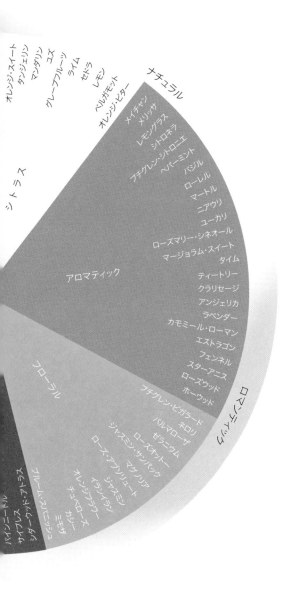

円グラフ内にある精油は、Part 2「ピラミッドで香りを作る」にある「精油の分類表」に示されたものとほぼ同じです。アロマテラピーでの使用頻度とフレグランス製品での使用頻度の両方を踏まえてリストアップしましたので、あなたがお持ちの精油がこの表内に示されていないこともあります。その場合には、精油の香りのノートを確認することで、「精油のイメージパレット」における位置を割り出すか、あるいは、精油の香りのイメージをp.63の「香りのイメージパレット」から探し出し、その言葉が記されている位置を左の「精油のイメージパレット」に照らし合わせることで、その精油のパレット上の位置を割り出してください。

なお、6つのパーソナリティの特徴については、p.67の表に示しています。

パーソナリティから作る「モン・パルファン」

　自分らしさを表現する「モン・パルファン」私の香水を作ってみましょう。
　前頁の香りの「精油のイメージパレット」を利用し、「パーソナリティ」「香り」「イメージ」の特徴をマッチさせることで、自分にぴったりのオリジナルレシピを作る方法を紹介します。

作業の順序

1 自分のパーソナリティを確認します

「6つのパーソナリティ」の中で、自分のパーソナリティを表しているものはどれでしょうか？　表中のキーワードと p.68 からの「パーソナリティを知るための Q&A」を参考に選んでください。

2 香りのタイプを決定します

好みの香りを思いつくまま、すべてリストアップしてください。
その中から、精油のイメージパレットにある自分のパーソナリティの部分に位置する香りがあるかを確認し、あればその香りを中心に、なければより近い香りを選んで、主に使う香りとして選択します。

3 レシピを作り、調香します

使用する精油を選択し、2 で決定したタイプになるよう、香りのレシピを考えます。後にあげた各パーソナリティごとのレシピ例を参考にしてください。レシピどおりに調香し、出来上がった香りを確認します。

6つのパーソナリティ	イメージ	キーワード
ナチュラル	自然 さわやか	心地よい さりげなさ
ロマンティック	夢みがち デリケート	洗練された 夢のような
クラシック	正統派 保守的	定番 エレガント
アーティスト	個性的 クリエイティブ	オリジナル 他人と違う
グラムール	官能的 挑発的	魅力 ミステリアス
リュディック	キュート 若々しい	あどけない ユーモアのある

ナチュラル

ロマンティック

クラシック

アーティスト

グラムール

リュディック

パーソナリティを知るためのＱ＆Ａ

Q1　自分自身をイメージする言葉を探してください

- ☐　a.　クリエイティブ、ルーティン嫌い、自発的な、オリジナル
- ☐　b.　チャーミング、デリケート、夢見がち、スイート
- ☐　c.　論理的、まじめ、地道、保守的、エレガント
- ☐　d.　ナチュラル、活動的、陽気、シンプル、飾らない
- ☐　e.　誘惑的、情熱的、セクシー、ドラマティック、センシュアル
- ☐　f.　お茶目、元気、溌剌とした、キュート、楽しい、食いしん坊

Q2　自分らしさを表す色を選んでください

- ☐　a.　レッド
- ☐　b.　ネイビーブルー
- ☐　c.　パープル
- ☐　d.　ピンク
- ☐　e.　イエロー
- ☐　f.　オレンジ

Q3　あなたが纏う香りには、どんな効果を期待しますか？

- ☐　a.　心地よい香りで周りの人にも配慮ができる
- ☐　b.　自分らしさを表現してくれる
- ☐　c.　現実逃避ができる、夢見心地にしてくれる
- ☐　d.　お茶目な性格を表現してくれる
- ☐　e.　自分の魅力を引き出す
- ☐　f.　気持ちよく過ごすことができる

Q4　あなたの心に響く言葉やフレーズはどれですか?

- [ ] a.　フレッシュな、太陽の光、リラックス、清潔
- [ ] b.　希少価値のある、伝説的な、質の高い、新しい
- [ ] c.　気品のある、繊細な、定番、ハーモニー
- [ ] d.　ミステリアス、色気のある、包み込むような
- [ ] e.　あどけない、愉快な、スキンシップ、弾けるような
- [ ] f.　心を揺さぶる、魅力を引き出す、魔法のような

Q5　レストランやカフェに入ったときのあなたは?

- [ ] a.　素早く全体を見渡した後、あなたの関心は他の事に
- [ ] b.　そこに著名人がいるのなら、魅力的なあなたを出来る限りに演じてみたい
- [ ] c.　お店に入ったときに、ごく軽い挨拶を受ければ、ごく簡単にそれに答える
- [ ] d.　誰かに注目されることを期待して、もしも振り返ってもらえないなら失望する
- [ ] e.　じろじろ見られることが嫌なので、できれば誰からも自分に関心をもたれたくない
- [ ] f.　自分に関心をもたれることは決して嫌とは感じず、目をひく人がいれば、関心をもってその人を観察する

Q6　あなたが心躍る買い物は?

- [ ] a.　あなたのパートナーへの贈り物
- [ ] b.　デザイナーズブランドの小物や洋服
- [ ] c.　どの洋服にも合うキャメル色のカシミアセーター
- [ ] d.　絹とレースが美しいインナーウェア
- [ ] e.　とびきりおしゃれな眼鏡
- [ ] f.　おいしいお菓子

Q7　あなたがリラックスできるのは次のどれですか？

☐　a.　エステの贅沢コースでマッサージを受けること

☐　b.　ホテルのバーでシャンパンを飲むか、感じのいいテラスでお茶
　　　　をすること

☐　c.　絵画などの展覧会を美術館で鑑賞すること

☐　d.　プールやテニスで楽しい午後のひとときを過ごすこと

☐　e.　好きな外国映画を吹き替えなしの字幕で鑑賞すること

☐　f.　森の中を散歩すること

Q8　あなたのワードローブをまとめると、どんな印象ですか？

☐　a.　黒、白、トーンの低い色使い。洗練された美しいカット

☐　b.　原色あるいは白。ユニークでフレッシュ、シンプル、ちょっぴ
　　　　りセクシー

☐　c.　ナチュラルな色使い。気回しのきくベーシックスタイル

☐　d.　キュートな色使い。やわらかい素材で作られたユニークなデザ
　　　　イン

☐　e.　ニュートラルな色かパステルカラー。エレガントで控えめな
　　　　ファッション

☐　f.　ありとあらゆる色。主張のある個性的なファッション

Q9　あなたが思い描く夢の家は次のうちどれですか？

☐　a.　安全が確保できる高級マンション

☐　b.　湖畔や海辺の美しい景色の中に建つ素敵なコテージ

☐　c.　庭付きプール付きの瀟洒な郊外の一軒家

☐　d.　自然あふれる田舎で農家の暮らした家を改築

☐　e.　高級住宅街に建つ豪華な庭付き一軒家

☐　f.　セーヌ河に浮かぶ船の中、あるいはニューヨークの前衛的なデ
　　　　ザインロフト

Answers

Q1	a	b	c	d	e	f
	4	2	3	1	5	6

Q2	a	b	c	d	e	f
	5	3	4	2	1	6

Q3	a	b	c	d	e	f
	3	4	2	6	5	1

Q4	a	b	c	d	e	f
	1	4	3	5	6	2

Q5	a	b	c	d	e	f
	6	2	1	5	3	4

Q6	a	b	c	d	e	f
	1	4	3	2	5	6

Q7	a	b	c	d	e	f
	2	5	3	6	4	1

Q8	a	b	c	d	e	f
	5	6	1	2	3	4

Q9	a	b	c	d	e	f
	3	6	2	1	5	4

いちばん多く選んだ数字が、あなたのパーソナリティタイプです

タイプ

1　ナチュラル
2　ロマンティック
3　クラシック
4　アーティスト
5　グラムール
6　リュディック

1　ナチュラルタイプ

　ナチュラルタイプの方の特徴は、シンプルなものを好むこと。服装でいうなら、天然素材にこだわり、脱ぎ着のしやすい形のものを選びます。レザー用品なら、よくなめされた革素材は選ばずにワイルドレザーを好み、シルクにしても織り目が粗いワイルドシルクを好みます。TPOをわきまえつつも、自分がもっとも心地よいスタイルの服装でどんな場面も通しがちなところもあります。

Key Word

シンプル、ナチュラル、心地よさ

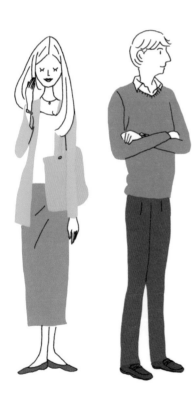

代表的な香り

レモン、ベルガモット、グレープフルーツ、ラベンダー、ローズマリー、タイム、レモングラス

お勧めレシピ

年齢や性別に関係なく、誰にも好ましく感じられるさわやかな香り。鮮度のよいスイート・オレンジ精油を使うのがコツ。高地を産地とするラベンダーが手に入れば、きりっとした清涼感を持つ辛口の香りが完成します。

Recipe		
オレンジ・スイート	10%	6滴
ラベンダー	10%	4滴

爽やかな2つの香りを組み合わせることで、フレッシュでクリアなレモンの香りがさらにクローズアップされるレシピです。清潔感のあるローズマリーのアロマティックノートを加えて、深呼吸したくなるような心地よさを添えてみましょう。

Recipe

レモン	10%	5滴
レモングラス	10%	3滴
ローズマリー・シネオール	10%	2滴

明るい太陽の日差しを感じさせてくれるグレープフルーツをベースとした、ごくシンプルな香り。スペアミントをほんの少し組み合わせることで、香りにすがすがしさが与えられます。素直に組み合わせたレシピこそ、ナチュラルタイプにお勧めです。

Recipe

スペアミント	10%	1滴
グレープフルーツ	10%	9滴

シチュエーション
フォーマル *Recipe*

ベルガモット	10%	8滴
ラベンダー	10%	1滴
タイム	1%	1滴

シチュエーション
カジュアル *Recipe*

オレンジ・スイート	10%	3滴
グレープフルーツ	10%	7滴

気分
リフレッシュする *Recipe*

スペアミント	10%	3滴
ユーカリ・グロブルス	10%	6滴
ガルバナム	1%	1滴

気分
集中力を高める *Recipe*

レモン	10%	5滴
メイチャン	10%	4滴
メリッサ	10%	1滴

2　ロマンティックタイプ

　ロマンティックタイプの方は、夢をみがちでデリケートな心の持ち主。秘密を共有することは、相手との結びつきを確認するための方法の1つと捉えるところもあり、人とのつながりにとても敏感です。女性なら、レースのついた洋服や柔らかい素材を好み、男性なら時計をいくつか持って、その日の気分や洋服に合わせるというようなお洒落を楽しみます。

Key Word
夢みがち、洗練された

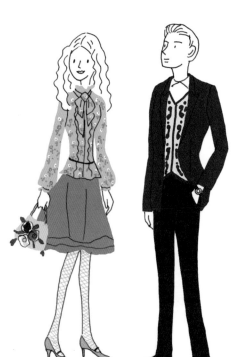

代表的な香り
ローズ・オットー、ジャスミン、パルマローザ、ゼラニウム、カモミール・ローマン

お勧めレシピ
ローズ・オットーの香りは、ロマンティックタイプによく似合います。ホーウッドを組み合わせることで、あたたかく繊細なフローラルノートに。誰をも夢見心地にさせてくれる魔法のレシピです。

Recipe		
ホーウッド	10%	2 滴
ローズ・オットー	1%	8 滴

チャーミングなカモミールの香りに、やさしさあふれるネロリを組み合わせます。このふたつを混ぜ合わせて完成するのは、シフォンのようにエアリーな香り。そのソフトな印象を実現するためには、鮮度の高い上質の精油を使うことがポイントです。

Recipe

カモミール・ローマン	10%	2滴
ネロリ	10%	8滴

甘すぎず軽すぎもせず、そして性別も感じさせないバラの香りです。包み込むようなイリスをごく少量用いることで、ローズノートがゆっくりと静かに香り続けます。

Recipe

ゼラニウム	10%	6滴
ローズ・アブソリュート	10%	2滴
イリス	1%	2滴

シチュエーション
フォーマル *Recipe*

オレンジフラワー	5%	4滴
プチグレン・ビガラード	10%	6滴

シチュエーション
カジュアル *Recipe*

ゼラニウム	10%	4滴
パルマローザ	10%	3滴
ジャスミン・サンバック	5%	3滴

気分
リフレッシュする *Recipe*

スターアニス	10%	4滴
フェンネル	10%	1滴
パルマローザ	10%	5滴

気分
集中力を高める *Recipe*

ジャスミン・サンバック	5%	5滴
プチグレン・ビガラード	10%	5滴

3 クラシックタイプ

　正しいか？　バランスを崩していないか？　と常に確認を繰り返し、周囲の人たちとの調和を考える。これが、クラシックタイプの方の特徴です。お化粧をするときには眉の形を整え、アクセサリーは装いのバランスを整えるために選ぶというように、クラシックタイプの女性は補正をしながらお洒落を楽しみます。男性は、香りに気遣うことはステイタスに直結すると考えがちで、自分の社会的ポジショニングにあった礼儀正しい立ち居振る舞いをします。

Key Word
保守的、調和、典型的な

代表的な香り
ローズ・アブソリュート、
ジャスミン、パチュリ、
シダーウッド・バージニア

お勧めレシピ

正統派のイメージにぴったり合う、クラシックタイプの王道レシピ。この2つが組み合わさることで、コクと深みの備わった、まさにクラシカルな香りが誕生します。

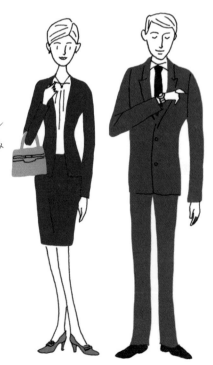

Recipe		
ローズ・アブソリュート	10%	2滴
パチュリ	10%	8滴

ベルガモットがクールに香り、オレンジフラワーがエレガントに、そして
シダーウッドが全体の調和を整えるべく控えめに香る、柑橘と花と木のア
コード。ベルガモット精油には様々な種類が存在しますが、アレルゲンを
除去したベルガプテンフリーのものを用いると穏やかで上品な印象の香り
に仕上がります。

Recipe

ベルガモット	10%	3 滴
オレンジフラワー	5%	1 滴
シダーウッド・バージニア	10%	6 滴

教会の香りとして知られるフランキンセンスと相性のよいウッディノート
を組み合わせると、清らかで静かな香りが生まれます。日本人になじみの
深いヒノキがほんのり香り、落ち着いた印象を与えます。

Recipe

フランキンセンス	10%	5 滴
ヒノキ	10%	2 滴
エレミ	10%	3 滴

シチュエーション
フォーマル *Recipe*

ジャスミン	10%	5 滴
イランイラン	10%	4 滴
オークモス	1%	1 滴

シチュエーション
カジュアル *Recipe*

ベルガモット	10%	2 滴
ベチバー	1%	8 滴

気分
リフレッシュする *Recipe*

ローズマリー・シネオール	10%	4 滴
ファーニードル	10%	6 滴

気分
集中力を高める *Recipe*

サンダルウッド	10%	1 滴
ジャスミン・アブソリュート	10%	1 滴
ローレルリーフ	10%	8 滴

4　アーティストタイプ

　アーティストタイプの方の特徴は、自分の個性を表現したいという気持ちを持っていることです。そのため、服装も髪型も、なるべくアレンジをきかせられるものを選びがち。例えば、髪は長めに整えて、気分によって髪型を変えるといった具合です。アーティストタイプの方は、精油の質や産地、精油ブランドに興味を持つ傾向があります。レシピに用いる精油の質にもこだわった、オリジナリティの高い調香に挑戦されてはいかがでしょうか？

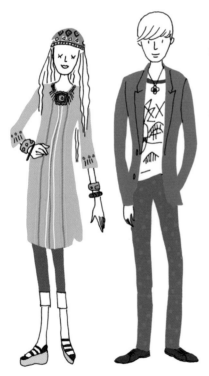

Key Word
個性的、自分を表現する、
クリエイティブな

代表的な香り
ベチバー、サンダルウッド、クローブ

お勧めレシピ
ユニークな爽やかさが際立つ、ウッディタイプの香りです。産地によってベチバーの香りに違いがありますので、上手にチョイスして好みの香りに仕上げてください。分留という製法で得られる精油、ベチバー・ハートを用いれば、香りに生き生きとした輝きが与えられます。

Recipe		
ジュニパー	10%	3 滴
ベチバー	1%	7 滴

フランキンセンスのウッディノートにスパイシーノートのアクセントを加えると、ミステリアスで深遠なイメージの香りが完成します。カルダモンのエキゾチックな香りと、クローブのワイルドかつキリリとした香りが、異国の旅へといざないます。

Recipe

カルダモン	1%	3滴
クローブ・バット	1%	4滴
フランキンセンス	10%	3滴

レモンとジンジャーの相性はとてもよく、料理やフレーバーティーに頻繁に活用されます。このレシピでは、ベイローズを加えて、フレッシュでピリッとした辛口の印象を強調します。採りたてのジンジャーから水蒸気蒸留して得られる精油、フレッシュ・ジンジャーを用いれば、この上なくみずみずしい香りに仕上がります。

Recipe

レモン	10%	2滴
ベイローズ	1%	2滴
ジンジャー	1%	6滴

シチュエーション
フォーマル Recipe

ブラックペッパー	1%	2滴
シダーウッド・バージニア	10%	6滴
ヒノキ	10%	2滴

シチュエーション
カジュアル Recipe

オレンジ・ビター	10%	6滴
ガイアックウッド	5%	4滴

気分
リフレッシュする Recipe

メイチャン	10%	3滴
シダーウッド・アトラス	10%	2滴
パインニードル	10%	5滴

気分
集中力を高める Recipe

レモングラス	10%	3滴
キャラウェイ	1%	7滴

5　グラムールタイプ

　魅惑的なアプローチ方法を心得ている方は、グラムールタイプといえるでしょう。美への探求心を常に持ち、ハリウッド映画のスターたちのように圧倒されるほどの魅力を放ちます。研究を重ねて、日々、美しさへの挑戦を続ける方は、男女問わず、グラムールタイプです。アクセサリーは大きめのものを選び、ヘアスタイルは立体的。コートを脱いだ時にはっとするような色の洋服を中に合わせるなど、ドラマティックなファッションセンスを持ち合わせています。

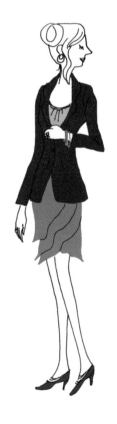

Key Word
魅惑的、挑発的、セクシー

代表的な香り
イランイラン、チュベローズ、ラブダナム

お勧めレシピ
甘いバニラの香りを妖艶な花の香りと組み合わせた、センシュアルな香りのレシピ。パチュリを組み合わせることで、香りにボリュームが加わります。イランイラン精油にはいくつかの種類が存在しますが、最高グレードのイランイラン・エクストラを用いれば、色香の漂う誘惑の香りに仕上がります。

Recipe		
イランイラン	10%	6 滴
パチュリ	10%	2 滴
バニラ	1%	2 滴

チュベローズとバニラの甘くアディクトな香りを包み込む、ほんのりとミルキーなサンダルウッド。さらにパチュリを加えて、この香りに骨格を作ります。絡み合う４つの香りが、まるで秘められた情熱のように静かにゆっくり香り立ちます。

Recipe

チュベローズ	1%	6滴
サンダルウッド	10%	2滴
パチュリ	10%	1滴
バニラ	1%	1滴

植物から唯一得られるムスキーノート、アンブレットシードはグラムールタイプの方のために存在するといってもよいでしょう。セクシーかつ異国情緒を感じさせるカルダモンを用いてミステリアスな印象に。ブラックペッパーのスパイシーノートによって、香りがドラマティックに放たれます。

Recipe

ブラックペッパー	1%	3滴
カルダモン	1%	1滴
ラブダナム・レジノイド	1%	2滴
アンブレットシード	1%	4滴

シチュエーション
フォーマル *Recipe*

ベンゾイン	10%	4滴
ラブダナム・レジノイド	1%	3滴
トンカビーン	1%	2滴
バニラ	1%	1滴

シチュエーション
カジュアル *Recipe*

ベルガモット	10%	7滴
チュベローズ	1%	2滴
オレンジフラワー	5%	1滴

気分
リフレッシュする *Recipe*

ベルガモット	10%	8滴
シスト	1%	2滴

気分
集中力を高める *Recipe*

イモーテル	1%	4滴
ホーウッド	10%	6滴

6　リュディックタイプ

　かわいらしくお茶目なイメージの方は、リュディックタイプです。何歳になってもジーンズを履きこなせる若々しい雰囲気を持つ男性、コットンなどの厚手の素材で作られた洋服を選ぶ女性。小さなサイズのキュートな小物を好む方、靴を大切にしていて手入れを欠かさない方。周囲に自分の楽しい性格を知ってほしいと思う方も、このタイプに属します。

Key Word
キュート、友好的、あどけない

代表的な香り

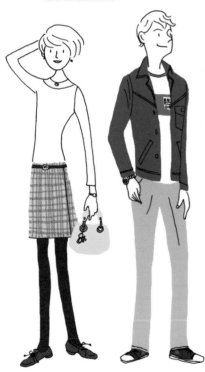

オレンジ・スイート、グレープフルーツ、マンダリン、バニラ

お勧めレシピ
愛らしいオレンジ・スイートは、リュディックタイプにぴったりのシトラスノート。もうひとつのシトラスを組み合わせて、弾けるようにフレッシュな香りに。バニラが少し加わることで、コケティッシュな印象が楽しめます。

Recipe		
オレンジ・スイート	10%	4滴
マンダリン	10%	4滴
バニラ	1%	2滴

ほんのりとスイートでパウダリーなキャロットシードは、ニンジンの種から採れるユニークな香り。グレープフルーツの幸福感あふれる明るいイメージと、レモンの葉から採られたプチグレン・シトロニエの甘酸っぱさが、ハッピーな印象を与えています。

Recipe		
グレープフルーツ	10%	7滴
プチグレン・シトロニエ	10%	1滴
キャロットシード	1%	2滴

子供のようなあどけなさを持つ一方で、ときにセクシーな一面をのぞかせることもあるリュディックタイプ。コーヒーのグルマンノートにムスキーノートを加えて、遊び心たっぷりの香りはいかがでしょうか？　おいしい香りと神秘的な香りを混ぜ合わせれば、移り変わりも楽しめること、間違いなしです。

Recipe		
コーヒー	5%	3滴
アンブレットシード	1%	7滴

シチュエーション フォーマル *Recipe*			シチュエーション カジュアル *Recipe*		
ユズ	10%	5滴	オレンジ・スイート	10%	4滴
レモン	10%	3滴	グレープフルーツ	10%	5滴
ホーウッド	10%	2滴	キンモクセイ	1%	1滴

気分 リフレッシュする *Recipe*			気分 集中力を高める *Recipe*		
ガルバナム	1%	2滴	ライム	10%	1滴
マンダリン	10%	8滴	レモン	10%	4滴
			ランティスク	1%	5滴

パーソナリティタイプで楽しむ香りのレシピ

　ここまで、パーソナリティタイプごとにレシピを紹介してきました。レシピは、ごくシンプルに作られていますので、ご自分のパーソナリティのレシピをもとに、好みで分量を加減したり精油の種類を変えたりとアレンジを利かせて活用してください。

　これらのレシピは、ご自分用だけではなく、あなたの大切な人のために香りを作るときなど、贈る相手に喜ばれる香りのレシピのアイデアとしても活用することができます。

　ところで、各人の香りの嗜好は、気分やシチュエーション、季節によって変わることがあるかもしれません。それでも、あなたのパーソナリティが大きく変わることはありません。香りの好みが移り変わっていく様子をたどっていくと、そこにはあなたの感情が深く関わっていることが発見できるでしょう。各パーソナリティのレシピをもとに、心の動きに耳を傾けて精油を選び、その時の気分に合ったレシピを作ることをお勧めします。

　また、あなたの好みで、各レシピの精油を「精油のイメージパレット」に並べられた精油の中からそれに近い場所にあるものと取り替えてレシピを作り変えてもよいでしょう。レシピに手持ちの精油がなければ、「精油のイメージパレット」でより近くに位置するものを選んでください。

　この章では、香りがもつイメージを重視して調香を行ってきましたが、可能であれば、香りを立体的に捉えてバランスを意識したり、レシピを作る前に目指す香りのタイプを吟味したりと、前章までの調香法のテクニックを活用してみましょう。香りの完成度がぐんと高まるはずです。

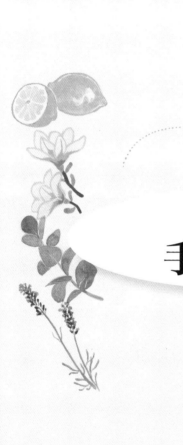
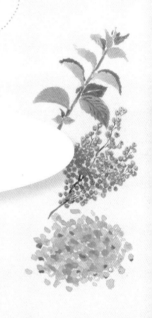

Part 5　　上級編

名香を
手本にする

名香から学べること

　名香とは、香水の傑作を指します。つまり、美術史に残る名画と同じように、広く愛され続けている香水のことです。フランスではこれらの香水は、Grand classique——「偉大なる定番香水」というような意味で呼ばれています。

　ここでは、調香師のたまごの学習法にならって、名香をお手本にして香り作りを学ぶ方法を提案します。

　名香を模倣する理由は、名作を真似てテクニックを身につけることが、素晴らしい作品を生み出す基本であり、実際に数々の芸術家たちによる名作の誕生に繋がってきたからです。書道のお稽古では、お手本と同じように筆を動かすことから基礎を学びますし、ゴッホは浮世絵を真似ることで新しい手法を学び取ろうとしました。

　そしてもうひとつ、名香をお手本にする理由があります。どんな芸術作品も、時代を超えて愛されるものには、普遍的な美しさがあり、誰にも通じる大きなテーマがありますが、名香も同様、長く愛され続けている理由がここにあるからです。私たちは、名香のテーマやコンセプトがどのようにして作られたかを知ることによって、どのようにして調香師が香りを選び処方したかを想像し、素晴らしい作品のしくみを理解できるようになるのです。

　この章では、名香24種類を紹介しながら、それらの香りがどのように生まれたのか、また、なぜ愛され続けているのか、そして香りの特徴は何なのかについてを説明します。

　美しい香りのメロディを奏でるための楽譜に代わる香りの処方については、レシピ例を示します。ただし、ご注意いただきたいのは、レシピ例には天然香料のみしか用いていませんので、合成香料が使用されているこれらの名香とまったく同じ香りを再現することは不可能だということです。ここでのレッスンは、名香にならって多くの人たちに長く愛される香りの特徴やテーマを天然の香りだけのレシピに置き換えて表現することを目的としており、まったく同じ香りを再現することは目的としていませんのでご承知おきください。

調香師とは

　フランスでは香りを使って表現し創作活動をする調香師のことをパフューマー——Parfumeur と呼び、ときには親しみと尊敬の念を込めて NEZ とも呼びます。

　NEZ とは、フランス語で「鼻」の意味。彼らが鼻を駆使して、香りを操り、ひとつの作品を仕上げるからです。

　調香師の仕事には化学の知識も必要ですが、フランスでは、香り作りはひとつの創作活動であり、またそうして出来上がった香水は、芸術作品と考えられていますので、調香師はアーティストとしてみなされます。

　音楽家や画家になるための資格が存在しないのと同じく、「Parfumeur（調香師）」になるための資格は存在しません。

　ですから、香りを作ることができるのなら誰でも「調香師」になることができるのです。

　ここでは、調香師が生み出した歴史に残る数々の名作を取り上げます。彼らの卓越した創造性は、偉大なる香りの作品へと昇華され、時代が移り変わっても愛され続ける名香となりました。

　新しい作品が今も生まれ続けていますが、他の芸術作品と同じく、名香と呼ばれる存在になるのは、その素晴らしさが証明されるに足りる歳月が流れてからのことです。

　ところが、現代の香水業界の現実は、マーケティングを重視して売り上げを第一に考えるあまり、各ブランドから発売される香水は、もはや純粋な芸術作品と呼ぶことが難しくなってきたというのが現実です。

　香りは文化、香水は芸術——。

　本来ならば、そうあり続けるべきだと思っている私にとっては、少々胸の痛い思いがします。

　調香師に求められるのはオリジナリティ溢れる創造性、そしてそれと同様、あるいはそれ以上に求められるのが、大衆の嗜好を分析し、多数の嗜好に合わせた香りを作る技術とセンス。現在の有名ブランドから発表され

る新作は、確実な売り上げを見込めるマーケティング主導のクリエーションが主流となっています。

　こうした背景もあって、近年では、個性的な香りやコンセプトを主張したニッチブランドが多く誕生し始めました。ニッチブランドとは、市場全体からみれば認知度は低いものの、特定の客層をもったブランドのことです。ニッチブランドのファンには、自身のこだわりや嗜好に合うものを探し当て巡り合った人たちが多く、有名ブランドのファンに比べると、熱狂的にそのブランドを愛し、忠誠心を傾けることが多いのも特徴です。
　ニッチブランドの新作も加えれば、年間に新しく発表される香水の数は、軽く3000を超えています。その厳しい競争の中で勝ち抜いていくために、宣伝広告を担当する人たちは時代に合わせた手法を駆使して、消費者に届くコミュニケーション術を探り続けています。目に見えない香りにより強くインパクトを与えようと、目に見える容器（香水瓶）にもメッセージが託されるようになったのは、当然のことだといえるでしょう。

　香りの宝石といわれる香水。これを包み込む香水瓶は、これまでもガラス製造技術の発展と共に実にさまざまなものが創り出されてきました。
　創作者はルネ・ラリックにはじまり、ピエール・ディナン、セルジュ・マンソーなど、ガラス器のデザイナー兼設計士らが活躍、後に、ファッションデザイナーやインテリアデザイナーなどもフラコン（香水瓶）のデザインを手がけるようになり、まさに「香りの宿る家」と呼ぶにふさわしいデザインが誕生しています。

　香水のおかれた経済的な環境によって、香りに重点のおかれた自由なクリエーションからは遠ざかってしまった香水業界の実情は否めないものの、あなたが自分で作る天然香水には、微塵の制限もありません。ですから、ぜひ、天然の香りだけで自分で香りを作るという贅沢を堪能してください。あなたのメッセージを香りに託し、香りが宿る器にもこだわって、思う存分、香りの創作を楽しんでみてはいかがでしょうか。

調香を学ぶ　名香の一覧

1	アザロ・プールオム	アザロ
2	アンブル・プレシゥ	メートル・パフュームエガンティエ
3	インフュージョン・ディリス	プラダ
4	ヴァン・ヴェール	バルマン
5	エンジェル	ティエリ・ミュグレー
6	オーソバージュ	ディオール
7	オピウム	イヴ・サンローラン
8	クラシック	ジャンポール・ゴルティエ
9	ジッキー	ゲラン
10	ジャドール	ディオール
11	シャリマー	ゲラン
12	ファム	ロシャス
13	プール・アンノム	キャロン
14	フェミニテ・デュ・ボワ	セルジュ・ルタンス
15	フラカ	ロバート・ピゲ
16	ベチバー	ゲラン
17	ミス・ディオール	ディオール
18	ミツコ	ゲラン
19	ユース・デュー	エスティ・ローダー
20	ローズ・アブソリュー	グタール
21	ブルー・ドゥ・シャネル	シャネル
22	テール・ド・エルメス	エルメス
23	ジャンマリファリナ	ロジェ＆ガレ
24	ブラック XS	パコ・ラバンヌ

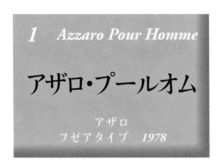

1 Azzaro Pour Homme

アザロ・プールオム

アザロ
フゼアタイプ　1978

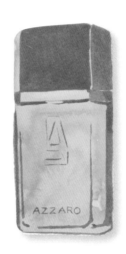

　イタリア出身のファッションデザイナー、ロリス・アザロが作ったブランド、AZZARO。1965年の創設から10年が経ち、オートクチュールでの成功を収めたとき、最初の香水の発表に向けた制作が始められました。それが、アザロ・プールオムです。

　ラテンの血が流れる彼の作った最初の香水は、男性が女性を誘惑するときの、イタリア流誘いの手口がコンセプト。したがって、あくまでも男らしく、女性の気をそそるような振る舞い、つまり洗練された雰囲気をもち、安心感を与えるやさしさをあわせもった、男の武器としても使えそうな香りです。

　女性の気を惹く甘い言葉。大らかで開放的、そして紳士的なイメージ。イタリア男たちの誘い上手は有名ですが、ロリス・アザロがパリでデザイナーを続けながらも、イタリアにこだわり、イタリアの男性たちの魅力的な雰囲気と女性の前で動じずに演じるダンディズムを香りに仕立てようと考えたのは、最もラテンの空気を感じられそうな場所、シシリアを出身とする父と、美しく優雅な時が流れ続けるフィレンツェ出身の母をもったからかもしれません。

　ラベンダーとアニス系の香りであるバジル、レモンのような誰もが好む爽やかなシトラスの香りがトップノートです。そのあとカルダモンやキャラウェイの男性らしさを感じさせるスパイスがさりげなく香り、そして、ウッディ調の香りと深みのあるオークモス、さらに、アンバーノートやタバコのオリジナリティのある香りで締めくくられます。

🌸 *Pyramide*

Top	レモン ラベンダー プチグレン タイム バジル ガルバナム
Middle	コリアンダー ゼラニウム ローズ カモミール クミン ペッパー クローブ カルダモン
Last	シダーウッド・バージニア クマリン オークモス パチュリ ベチバー　　タバコ

🌸 *Recipe*

ラベンダー	10%	3 滴
ゼラニウム	10%	1 滴
クローブ・バット	1%	1 滴
シダーウッド・バージニア	10%	5 滴
ベチバー	1%	5 滴
オークモス	1%	4 滴
トンカビーン	1%	1 滴

　ごく一般的なかっこよさといえば、そのとおりですが、無難にセクシーさを醸し出すのに重宝する香水でもあり、現在では男性のフゼアタイプの定番中の定番となりました。流行にとらわれないクラシカルさを保ちつつ、オリジナリティをわずかに感じさせるところが、幅広い層のファンをもつことに繋がったのです。

　愛され続けて半世紀近くになりますが、香水瓶の形は大きくは変わらずとも、宣伝広告イメージは刻々と変化しています。コンセプトは発売当初のままでも、時代に合わせたセクシーな男性像が作り出されて、古びることなくアザロ・プールオムのイメージであるイタリアの男性たちのもつ魅力が表現されています。現在のPRに使われる宣伝広告用ビジュアルも、美しい女性の存在をうかがわせる男性を映し出した誘惑的なものです。

　フィルメニッヒ社で活躍した調香師ジェラール・アントニーの初期の作品です。

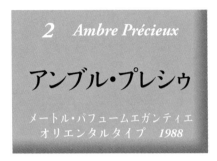

2 Ambre Précieux

アンブル・プレシゥ

メートル・パフュームエガンティエ
オリエンタルタイプ　*1988*

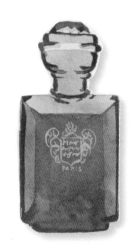

「貴重なアンバー」という名の香りを制作したのは、ラルチザン・パフュームを創設した調香師でもあるジャン＝フランソワ・ラポルトです。

　彼は、1976年に創設したラルチザン・パフュームを手放した後、1988年にメートル・パフュームエガンティエという名の17世紀の優雅な時代を髣髴とさせるブランドをスタートさせました。バロック的美意識を持つ人々が、夜会のために纏う香りに関心を寄せていた時代、稀有な材料を惜しみなく使って革新的な創作を続けたその当時の調香師たちへのオマージュだったのかもしれません。

　そして、この2つ目のブランドもラルチザン・パフュームと同様に、1997年、ジャン＝ポール・ミレー・ラージュによって買収されるという結末を迎えることになります。

　ところで、このブランド名を日本語に直せば、偉大なる調香師と手袋製造業者となります。17世紀には、調香と手袋制作は、同業とみなされており、この名を名乗ることを許されたのは、国王から正式に認められた職人のみでした。

　アンブル・プレシゥは、1988年、ブランド創設期に作られた香りです。特徴はふんだんに使われたアンバーノートです。これは、近年注目されているノートですが、かつては温かく官能的な性質からオリエンタルのカテゴリーに組み込まれていました。ところが、2000年に発表されたセルジュ・ルタンスの香水アンブル・スルタンをきっかけに、オリエンタルとは

❈ *Pyramide*	
Top	ラベンダー マートル
Middle	ナツメグ
Last	ペルーバルサム トルーバルサム ラブダナム パチュリ バニラ

❈ *Recipe*		
ナツメグ	10%	1 滴
サンダルウッド	10%	1 滴
バニラ	1%	4 滴
ラブダナム・ レジノイド	1%	10 滴
ベンゾイン	10%	4 滴

　違う、樹脂やラブダナム、バニラの組み合わせによる独特のまろやかさを効かせた香水の登場が相次ぎ、さらにムスキーノートが織り交ぜられた新しいアンバー調の香りまで誕生したことから、香りのピラミッドの1つのカテゴリーとして、アンバーノートが加えられることになりました。2005年頃のことです。こうした歴史をもつアンバーノートを用いた最初の香水の1つに数えられるのが、このアンブル・プレシゥなのです。

　流行を前に、歴史から掘り起こされたアンバーノートは、時代に逆行した新鮮さを武器として、際立った個性を放っていました。アンブル・プレシゥでは、各種の樹脂系天然香料とバニラが織り成す美しさを愛でるかのように、それらがたっぷりと処方され、これまでのオリエンタルタイプとの違いを見せつけています。ここに、数種のスパイスを組み込んだことも、この香水から学びとりたいテクニックです。

　ラベンダーやマートル、ナツメグを組み込み、爽やかでありつつも瞬間的に圧倒されるかのような存在感を持たせることで、何かと要求の多い高貴な人々をもうならせ喜ばせる香りは完成したも同然。

　メートル・パフュームエガンティエのお店には、リッチな男性にお似合いの、優雅かつ存在感ある香りをしたためた香水が今も並べられています。そして、その香水たちから思い起こされるのは、ブランド創始者に若き頃の私の知人が教えを乞うた時、彼は実に丁寧に対応してくれた本物のエレガンスの持ち主だったという話です。

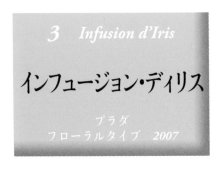

3 Infusion d'Iris

インフュージョン・ディリス

プラダ
フローラルタイプ　2007

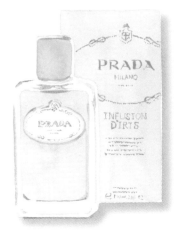

　最も高価な天然香料として知られるイリスをテーマとした香りで、調香はジボダン社に所属するダニエラ・アンドリエが担当。

　ガルバナムのグリーンノートとネロリのやわらかなフローラルノートから繰り広げられ、その後、イリスのパウダリックノートが展開するインフュージョン。「浸出液」という名をもったこの香水の持ち味は軽やかさで、身体全体に降りかけるように気軽に使える使い心地のよさも特徴のひとつです。インフュージョン・ディリスがひととき日本で大流行したのは、こうした使いやすさが理由だったのかもしれません。

　名前のとおり、パウダリックなイリスノートがこの香水の中心です。イタリアでは、この香りを昔からリネン類に使う習慣があるため、清潔感を漂わせる香りとして認識されているようです。

　イリスをベースにして、シトラスをたっぷり、さらに、ネロリのさりげないフローラルが加えられることにより、清楚でふわりと穏やかなこの香りの表情と骨格が形成されています。

　ところで、この香水瓶自体には、オードトワレやオードパルファンといった香りのカテゴリーは記されていません。そのカテゴリーによって、香りの濃度や持続時間を想像するのが香水に詳しい人たちの常ですが、そのどれもが記されていないこの香水においては、目安になるのはインフュージョンという香水名でしょうか。

※ *Pyramide*	
Top	マンダリン
Middle	ネロリ ガルバナム
Last	シダーウッド・バージニア ベチバー フランキンセンス ベンゾイン イリス ホワイトムスク

※ *Recipe*		
セドラ	10%	10 滴
ネロリ	10%	3 滴
イリス	1%	7 滴

※無水エタノールで 10 倍に希釈し、そ
れに精製水を 1 割加えてコロン同様に
使用する。

　香水の種類には、パルファン（香水とも呼びます）、オードパルファン、
オードトワレ、コロンがあり、大別すると 4 つにカテゴライズされます。
ハーブティもインフュージョンと呼ばれることがありますから、浸出液と
はいえ、インフュージョン・ディリスは、かすかにイリスを感じさせるコ
ロンのように軽めに仕上げられた香水とも想像できます。

　同じレシピで作られた香りでも、希釈のしかたで完成する香りの印象は
だいぶ変わります。たとえば、道を歩いてふと鼻をよぎったジャスミンの
麗しい花香も、むせ返るほどに濃密な状態で嗅げば印象が変わってしまう
のと同じです。作った香りをどのように希釈するかは、香りのしあげとし
ても大事な作業になります。
　香りの処方は調香師が担当しても、その濃度はブランドのマーケティン
グ担当者が決めることもよくある話なのです。香料をどれだけ使うかは、
香水の原価を決定する重要な判断ですし、どのくらいの香りの強さが最適
で、どれだけの持続時間が必要であるのかを判断するのは、消費者の嗜好
に合わせて商品開発を成功させるために失敗が許されません。

　微量を用いるだけで、やわらかく上品なパウダリックノートを与え、気
品を与えてくれるイリス。その特徴と美しさを、現代の感覚で引き出して
光を当てた、インフュージョン・ディリスは、イリスに新しい可能性を与
えた名作といえるでしょう。

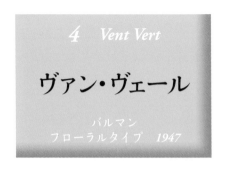

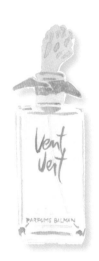

4 Vent Vert

ヴァン・ヴェール

バルマン
フローラルタイプ　1947

　「緑の風」という名のもと、調香師ジェルメーヌ・セリエによってグリーンフローラルの香りが作られました。

　インパクトの大変強いガルバナムは、使用量の調整が難しい香料ですが、それを全体の8%も使ったという、大胆過激な彼女の処方。ジェルメーヌ・セリエには、他にもフラカやバンディといった歴史に名を残す作品があり、これらもヴァン・ヴェールと同様に、大胆な処方で作り上げられた個性的な香りばかりです。

　ところでヴァン・ヴェールと時を同じくして、ディオールからはミス・ディオール、これもグリーンノートのアクセントがあるシプレタイプの香りが発表されています。

　1947年、この頃のフランスは、第二次世界大戦後の復興に向けて人々が奮起し、女性のあるべき姿と新たな考えを探し求める時代を迎えていました。

　歴史をたどれば、潔く清々しいグリーン系の香りが注目されるときには、自由を求める風潮や自然回帰が求められた時代背景が関係しているのがわかります。

　1970年代は、ベトナム戦争が要因となり、自然回帰を求める動きがみられました。このときにも、アリアージュ（エスティ・ローダー）などのグリーンノートが特徴となった香水が登場しています。近年では、オーガ

※ Pyramide	
Top	バジル レモン ベルガモット
Middle	ガルバナム ジャスミン ローズ スズラン
Last	ベチバー スティラックス オークモス カストリウム

※ Recipe		
レモン	10%	4滴
ゼラニウム	10%	5滴
ジャスミン	10%	1滴
ガルバナム	1%	3滴
ベチバー	1%	2滴
オークモス	1%	5滴

ニックブームや持続可能性への関心から、グリーンノートの人気が高まりました。グリーン系の香りは、実際には天然香料で存在するものの数は少なく、人工的に作られた合成香料によるものがほとんどです。それにもかかわらず、それらを使って作られた香水の数々は私たちにナチュラルなイメージを与え、心を浄化してくれるような印象を与えるというのも興味深いところ。

　天然香料のグリーンノートでは、ガルバナムが有名です。他にも、すみれの葉、ランティスクがありますが、どれも使用量に注意を要するパワフルに香り立つものばかり。しかしながら、難しさはあっても、ちょうどネックレスやイヤリングなどのアクセサリーのように、ほんの少し加えるだけで、全体のイメージをすっかり変えてしまう魔法の１滴でもあります。

　時代背景が匂う作品は、香りも音楽も絵画も文学も、時が変わってもそれが誕生した時代を物語り続けています。まるで、作品が誕生するまでのストーリーが詰め込められた記憶の結晶のようです。
　こんな作品の数々にならって、世界や宇宙で繰り広げられる自然と歴史が織り成す背景をもとに、あなたも香りを創作してみてはいかがでしょうか。もしかしたら、そんなところに、創作の新しいアイデアが隠されているかもしれません。

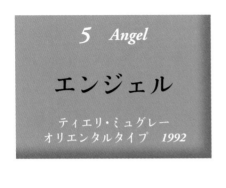

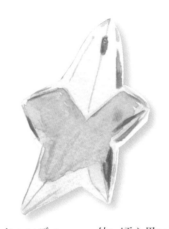

5 Angel

エンジェル

ティエリ・ミュグレー
オリエンタルタイプ　1992

　綿菓子やチョコレート、キャラメル、キャンディー……幼い頃を思い出すおやつのようなおいしい香りをテーマにしたエンジェルの誕生は、ティエリ・ミュグレーと、ヴェラ・ストリュビというクラランス社の女性との出会いから始まります。そして、調香師オリビエ・クレスプは、彼らの謳うテーマを香りで表現すべく、新たな処方を生み出すことに専念しました。

　こうして誕生した香水エンジェルは、オリエンタルタイプでありながら、グルマンノートという、香水史になかったお菓子のようなおいしい香りを含んだものでした。のちに新しい香りのカテゴリーを、香りのピラミッドに登場させることになった画期的な存在として、歴史に刻まれた香水です。一時は、永遠のフランス香水として誰もが知るシャネル N°５にも勝る売れ行きで、実に５年以上もの間、フランスでの売り上げ No.1 の座を保ち続けたほどの成功を収めています。

　グルマンノートの香料は、カカオ、コーヒー、バニラ、リコリス、ビーワックスなど天然香料として存在します。このようなグルマンノートが香水に使われることに、今では驚く人は少ないかもしれませんが、発売前、業界初の試みを遂行するヴェラ・ストリュビらには、大多数に好かれるものではないという関係者からの忠告が浴びせられていました。

　エンジェルの香水瓶の製造を受けもった担当者は、当時を懐かしんでこう語りました。「香水瓶の型を作り、とりあえずはミニマムオーダーを受けたわけだが、今ではその数に何個のゼロをつければよいのか。これほどの成功は誰も予測しなかったし、第一、コンセプトが万人受けするものとは思えなかった」

🌸 *Pyramide*	
Top	ベルガモット マンダリン
Middle	パッションフルーツ ピーチ アプリコット
Last	パチュリ　　キャラメル カカオ　　　ヘリオトロープ ハニー　　　バニラ

🌸 *Recipe*		
マンダリン	10%	5 滴
パチュリ	10%	7 滴
バニラ	1%	8 滴

製造会社は、ティエリ・ミュグレーが強く思い描く青くずっしりとした瓶を実現するために、技術的偉業ともいえる機械を開発しました。そして、空色で星型をした瓶の中に、水色に色づけられた液体が入れられたのです。

誰もが心のどこかで持ち続ける懐かしい思い出、子供時代の幸福な瞬間。おやつの時間の嬉しさ。心がとけるようなスイーツの甘いフレーバー。こうした記憶を喚起させる香りこそが、多くの人をひきつけたのは間違いありません。香りが記憶と深く関係することは、マドレーヌにまつわる話で知られる心理現象、「プルースト効果」でも知られており、幸せな思い出と結びついた香りは、いつ鼻をよぎっても、彼方に遠ざかった幸せな時を瞬時に蘇らせてくれるのです。

さて、エンジェルのグルマンノートを例にして、グルマンノートの香料で調香する場合に、少し気をつけたいことがあります。それは作った香りがあまりにも甘くなりすぎると、使っていて心地がよくないこともあるからです。そこで重要となるのがウッディノートの香り、パチュリです。パチュリをたっぷりと使うことが、香水エンジェルの決め手であるとは、調香を担当したオリビエ・クレスプ自身が説明したことでもあります。

パチュリは、オリエンタルの香りのアコードを作る際に、バニラと一緒に用いる鍵となる香料であることは、Part 3のタイプごとの調香法の説明でもお話ししました。パチュリ自体は、ヒッピーファッションを思い起こさせたり、アラブの国の女性たちを回想させる個性の強いものですが、適切なものと組み合わせることで、もうひとつの表情を生み出してくれる摩訶不思議な力をもった頼りになる存在です。

あなたの作った香りが甘すぎたり、香りの骨格がはっきりしないとき、パチュリの出番かもしれないと頭の片隅にメモをしてみてください。

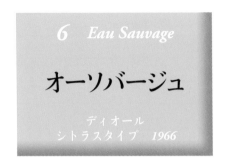

6 _Eau Sauvage_

オーソバージュ

ディオール
シトラスタイプ　1966

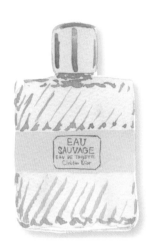

　オーソバージュは、調香師エドモン・ルドニツカによるディオール発の男性向けの香水です。1966年に発表された当初は、それまでにない新しい男性の香りとして話題となりました。なぜなら、男性向けの香りといえば、ラベンダーの香るフゼアタイプが主流で、オーソバージュにある瑞々しくやわらかなフローラルノートを使ったものは見かけることがなかったからです。

　このフローラルノートは、発表当初、制作した香料会社から門外不出の合成香料であった「ヘディオン」によるものでした。ジャスミンから単離して得られた芳香分子をもとに作り出された合成香料で、現代的なフローラルには欠かせません。現在では、男女問わず、ほとんどの香水に使われている、調香には必須の香料です。

　このフローラルノートが原因で、オーソバージュが発表された当時、この香りを自分の父親にプレゼントした知人は、あまり喜ばれなかったと昔の思い出話を語ってくれました。「こんなに女っぽい香りは着けられないと、使うのにためらいがあったようだったわ」しかし、やがて一本を使い切ってしまうと、もう一本を買ってきてくれないかと頼まれて、ついには彼女の父親の定番香水のひとつに加わったとのことです。

　この香りの面白さは、女性愛用者も多いというところです。私の友人も愛用者の一人で、さっぱりとしながらも、軽やかなフローラルが心地よく落ち着いたラストノートがエレガントだと、長年使い続けています。実は、

🌸 *Pyramide*		🌸 *Recipe*		
Top	ベルガモット レモン　　ラベンダー ローズマリー　タイム バジル プチグレン	ベルガモット	10%	7 滴
		レモン	10%	6 滴
		エストラゴン	10%	3 滴
Middle	ヘディオン ジャスミン ローズ	オークモス	1%	2 滴
		ラブダナム・ レジノイド	1%	2 滴
Last	オークモス ベチバー ホワイトムスク			

この香水の開発にあたって、男女の両方に好まれる香りを作るというコンセプトがあったのです。今でいえば、ユニセックス香水のさきがけともいえるでしょう。多くの人々に愛され続ける成功の秘密は、このコンセプトにこそ隠されているのです。

　オーソバージュのラストノートでは、シプレノートが感じられます。香りにしっかりとしたボリュームがあるのは、オークモス、ラブダナムといった、樹脂やモス系の香りが使われているからです。すっきりとしたトップノートからかすかなフローラルノート、そしてシプレノートという香りの美しい変化が備えられていて、フランス香水の掟が確実に守られています。

　「野生の水」という意味をもつこの香水は、現代でも男性向け香水の定番に数えられており、2010年から、若かりしアラン・ドロンが主演した「ラ・ピシーヌ（邦題：太陽が知っている）」という映画の場面の一部が切り取られてPRに起用されています。永遠のスターとして位置づけされた香りには、オーソバージュ・エクトレームや、オーソバージュ・フレッシャー・キュイール、さらにはオーソバージュ・パルファンなど、2015年には元祖オーソバージュとはイメージが全く異なる「ソヴァージュ」という新香水も誕生しました。1966年に生まれて以来、絶えることなく時代とともに変化を繰り広げる名香です。

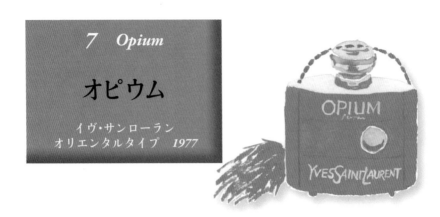

7 Opium

オピウム

イヴ・サンローラン
オリエンタルタイプ　1977

　調香師は、デューン（ディオール）やベラミ（エルメス）を手がけたジャン=ルイ・シュザック。

　オピウムとは、アヘンの意味。その「麻薬」という名のとおり、一度纏った者を虜にし、二度と離れられないほどの中毒性ともいえる力強さをもった香りです。

　イヴ・サンローランは、中国の女帝のために香りを作りたいと、黄色、青、赤の花火のような、勢いのある東洋を髣髴とさせるものを思い描いていました。シャリマーやユース・デューにも似た存在感を目指して辿り着いたのが、スパイシーノートが際立ったオリエンタルタイプでした。

　1970年代のフランスでは、東方への憧れやインドの影響を受けた香りが続々と登場しています。オピウム発表の翌年には、ランコムからマジー・ノワール（黒魔術）、エスティ・ローダーからシナバー（朱色）という2つのオリエンタルタイプが発表されました。

　オピウムもまさに時代が生んだ名作といえ、香りの特徴は、イランイランのセンシュアルなフローラルを、数々のスパイスと深みのある樹脂系の香りでまとめたところにあります。さらに印象を強くするために、香料の濃度をフランス香水の中では他に例がないほど高くしています。

　香りの濃度を高めて強い印象を与えようとしたのは、当時、台頭し始めたアメリカ香水に対しての挑戦状でもありました。というのも、その頃、アメリカでは香水産業が伝統と経験を重んじるフランスの香水産業に反発

🌺 Pyramide	
Top	アルデハイド コリアンダー マンダリン オレンジ プルーン
Middle	イランイラン ジャスミン ローズ クローブ シナモン
Last	パチュリ バニラ ベンゾイン ラブダナム ミルラ オポポナックス

🌺 Recipe		
マンダリン	10%	2 滴
イランイラン	10%	2 滴
ローズ・ アブソリュート	10%	2 滴
クローブ・ バット	1%	6 滴
パチュリ	10%	5 滴
バニラ	1%	3 滴

し、勢力をつけ始めていたからです。当時のアメリカ香水は、香りの質よりも強さや持続性の高いことが尊重され、その条件を満たした香水が成功を収めていました。アメリカ香水が輸入されていたフランス市場で、オピウムは、オリエンタルの香調と高い濃度を売りにすることが必須だったのです。

　調香に携わったのは、ジャン=ルイ・シュザックのみでなく実際には数人の調香師だったといわれています。タブーやショッキングなどのレシピをもつルール社の研究室で、この名作は完成しています。やがて、ひとしずくで東洋の愛の幻影や魔法、日常から女性を解放するようなイメージを与えてくれるフランス製の香水として、世界中の人気を手に入れることになったのです。

　このあと、オピウムはスパイシーオリエンタルの代表となり、これに続いてシャネルから香水ココが誕生しています。

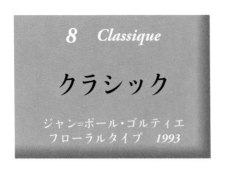

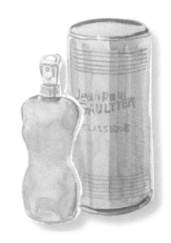

8 Classique

クラシック

ジャン=ポール・ゴルティエ
フローラルタイプ　1993

　女性の上半身を形取ったトルソーを香水瓶にみたて、アルミ缶に収めたというパッケージング。香りを包む手法からも、香り自体の大胆さが伝わってきます。ときには、このトルソーにレースや花柄の下着が着せられた限定品も発売され、長年愛用しているファンを喜ばせています。クラシック——「永遠のスタンダード」という意味をもつ名前どおり、ファンが定着しているこの香水は、ジャン=ポール・ゴルティエが1993年に発表した最初の女性向けの、グラマラスな香りです。

　調香したのは、2012年からルイ・ヴィトンの専属調香師となったジャック・キャバリエ氏。ジャン=ポール・ゴルティエからの依頼である、ウルトラ・フェミニンのイメージを目指して、香りを完成させました。
　特徴は、どこか引っ掛かるような印象に残る香り、オレンジフラワーが鍵を握っています。

　この引っ掛かる部分を作っているのが、アントラニル酸メチルという合成香料で、オレンジフラワーやチュベローズに含まれる芳香分子です。これを中心に繰り広げられる甘くまろやかでゴージャスな香りの花束は、いつまでも記憶に残り男性を魅了してやまない女性、ミューズが放つ魅力そのもの。このようなシンプルに女性の魅力を表しているわかりやすさこそが、人気を保ち続けている理由といえるでしょう。男性から女性への贈り物として、この香水が頻繁に選ばれることにも、納得がいきます。そして、

🌸 *Pyramide*		🌸 *Recipe*		
Top	ジンジャー	オレンジフラワー	5%	8 滴
Middle	オレンジフラワー ローズ チュベローズ イランイラン	イランイラン	10%	4 滴
		チュベローズ	1%	1 滴
		シナモン	1%	2 滴
Last	シナモン アンバー ホワイトムスク バニラ	バニラ	1%	5 滴

この香水が最も美しく香り立つのは、女性が胸元に吹き付けたときだと言われるのにも頷けます。

　クラシックを発表した2年後、ジャン=ポール・ゴルティエは、「ル・マル」という名の男性向けの香水を発表することになります。「ル・マル」とは、フランス語で、雄、あるいは男という意味です。こちらの香水瓶は、男性の身体を形取られたもので、瓶の中身は、ラベンダーとオレンジフラワーを組み合わせた、クラシックと同じように後をひく印象深い香りです。ちなみに、「ル・マル」は、2000年頃から数年間にわたって、フランスでの売り上げ1位を記録し続けたほど人気が高く、一時のパリのマレ地区——お洒落感度の高いゲイたちが多く訪れるこの場所は、どこを歩いてもル・マルに色づいていたものでした。

　ジャン=ポール・ゴルティエのこの2つの香りは、彼にとっての美しき男性像と女性像、そのものだったのでしょうか。それとも、美しき恋人たちの姿だったのでしょうか。2つの香りに共通している後をひく忘れがたさは、恋人が去った後に残されたぬくもりのようであり、また、愛しい人と共に過ごした幸福な時間の余韻を物語っているかのようでもあります。

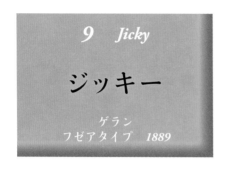

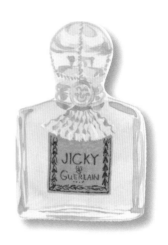

9　*Jicky*

ジッキー

ゲラン
フゼアタイプ　1889

　エメ・ゲランによる制作。男性が纏えば野性的に、女性が纏えばセンシュアルにやさしく香り立つと聞いたことがあります。しかも、つける人とつける場所によって香り方が変わるのだそう。香り自体が移ろいやすいはかなさをもっているのは、天然香料がたくさん使われていることの証なのでしょう。

　ジッキーは、近代香水を語るときにはずせない存在です。というのは、エメ・ゲランは、この香りを作るときに、当時発見されて間もないバニリンとクマリンという合成香料を用いて、これまでの花の香りを模倣した単純な香りとは違う、情景や感情を表す抽象的な香りを目指したからです。こうした複雑で微妙なニュアンスに加えて、驚くべき持続性を持った香りは、人々に衝撃を与え、ジッキーの誕生後、香水界におけるクリエーションの方向性を大きく変えることになりました。ジッキーが近代香水の第一号と呼ばれるのはこのためです。

　当時、画期的な香りであったことには間違いありませんが、現在でも使う者を魅了するキラリと光る新しさが感じられます。この香りを使うのは、ゲラン香水の愛好家たち、あるいは、芸術家を匂わせる雰囲気の持ち主に多いのも特筆すべきこと。香りが芸術としての存在価値を大いに示していた時代に創作された、まさに芸術作品なのです。

　エメ・ゲランは、イギリス留学中に思いを寄せていた女性を思ってこの香りを作ったといいます。しかし、あまりにも男性的な仕上がりのために、甥のジャック・ゲラン、通称ジッキーの名をとって男性用香水として

	🌸 *Pyramide*	
Top	ベルガモット ローズマリー ラベンダー	
Middle	ローズ ジャスミン	
Last	ローズウッド ベチバー バニラ（バニリン） オポポナックス イリス トンカビーン（クマリン）	

🌸 *Recipe*		
ローズマリー・シネオール	10%	6 滴
ラベンダー	10%	5 滴
ゼラニウム	10%	1 滴
ベチバー	1%	2 滴
バニラ	1%	2 滴
トンカビーン	1%	4 滴

1889 年に発表されることになったという逸話があります。

　時が変わって、1920 年代初頭のパリ。男女平等を問う世相の中、粋な男の子の格好に倣うギャルソンヌ・ファッションに女の子たちが身を包む時代、一度は男性向け香水としてカテゴライズされたジッキーが、このとき女性にもようやく使われ始めました。

　これが現在、ゲランがジッキーをユニセックス香水として位置づけているいきさつです。

　トップノートは、ラベンダーやベルガモット、ローズマリーで男性的であるのに対して、ミドルノートはジャスミンとローズの香りで女性らしさが感じられます。しかし、ジッキーの本領を発揮するのは、なんといってもラストノートです。ここに、バニラとトンカビーンがもつ芳香成分であるバニリンとクマリンが使われ、かすかなアニマルノートも加わって、ゲラン特有のゲルリナードと呼ばれる香りのアコードがあります。

　肌に長くセンシュアルに香り続けるゲルリナードは、ゲランの香りであることの印。ほのかなパウダリックノートからは、自由な思想をもちながらも女性のつつましさをあわせもつクラシカルなイメージを感じ取ることもできます。自由であり保守的であるという二面性、香りのピラミッドのトップとラストが強調された香りの二極性に、ジッキーの魅力が隠されているのかもしれません。

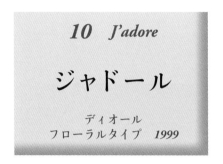

10 J'adore

ジャドール

ディオール
フローラルタイプ 1999

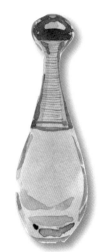

　ジャドールは、フランス国内の香水売り上げ第1位の記録を 2000 年代に 5 年以上も更新し続け、今では嗜好の異なる文化の違いも超えてグローバルな人気を勝ち取った無敵の香水です。瑞々しさと華やかさをあわせもつフローラルタイプは、金色の液体を彷彿とさせるほどにゴージャスで、使う女性のすべてに、「ジャドール（大好き）」といわせるだけの魅力を備えたディオールの自信作です。

　発表直前に、ディオールに勤める女性にプロットタイプの瓶と香りを試させてもらう機会がありました。マーケティング部に属する彼女は、将来の成功を裏打ちするだけの仕事を終えたといった自信にあふれた表情で、私にあれこれ説明してくれたものです。調香師はカリス・ベッカー。洋ナシの香りを使ったことが何よりも重要な処方のポイントだと教わりました。渡されたプロットタイプは、何かの拍子に壊してしまったとかでビニール袋に入れられていましたが、生まれたばかりのジャドールからは、その後に世界の女性たちの心をつかみ取ることになる、心地よく軽やかなフルーティの香りが放たれていました。

　香りの特徴を作った香料として、後にディオールの専属調香師となったフランソワ・ドゥマシーが、ジャスミン・サンバックの存在について語っています。

　ジャスミンには、大別すれば2種類、ローズと並んでよく使用される一般的なジャスミン、（Jasminum grandiflorum、スペインジャスミンともよばれる）と、ジャスミンティーのために用いられるジャスミン・サンバ

	❀ *Pyramide*
Top	マンダリン
Middle	プルーン　チャンパカ ジャスミン・サンバック スズラン　洋ナシ ピーチ　　ローズ スミレ　　イランイラン
Last	ホワイトムスク サンダルウッド バニラ

❀ *Recipe*		
ジャスミン・ サンバック	5%	16 滴
サンダルウッド	10%	4 滴

ック（*Jasminum sambac* 、アラビアンジャスミンともよばれる）があります。サンバックは、パリでも初夏に花売りが首飾りにして売り歩く瑞々しい香りのする厚みのある花びらをもつもの。精油としてすでに存在は知られていたものの、ジャドールの成功により、生産量は高まり、香料として以前よりも手に入れやすくなっています。

　ここで、ジャスミン・サンバックに似た運命をたどったチュベローズ、セドラ、イモーテルを例にして、希少な香料について少し説明します。

　チュベローズは香水の街として知られるグラースで生産されていましたが、需要が少なくなり生産が中止されました。ところが、香水プワゾンの登場により、一時期グラースで再度生産が行われだし、プワゾンの成功とともに、チュベローズの生産量は高まりました。産地はいつしかインドに移り、現在も生産が続けられています。チュベローズの香りを体験したことのある方なら、そのあらがいがたい魅力をよくご存じのことでしょう。

　同じく、セドラの清々しく底抜けに明るい香りのイメージにも恋するはず。フランスのコルシカ島名物のセドラは、1900 年代初め、セドラピールで作ったジャムが有名で世界中に輸出されていました。今、コルシカ島では当時を懐かしみ、再びセドラを生産する農家が出ているとのこと。

　イモーテルも同様です。古くはイタリア半島中部にあった都市国家郡エトルリア（紀元前 8 世紀〜紀元前 1 世紀）で日常生活に使われていた植物でしたが、コスメの原材料や精油として再び光を当てられたことにより、大規模な生産が行われるようになりました。

　いずれも、香り自体の魅力が、再発見に繋がった香料例です。

　ムエットにとったジャスミン・サンバックから静かに発散し始める香り
は、凛としていて、一瞬のうちに心が透明になっていくようです。そのま
まで完璧な美しさを披露してくれるこのような香りを調香の材料にするの
は、本来の香りを壊してしまいそうで、勇気がいります。

　胸がときめくような素晴らしい香りに出合ったら、その香りに近いもの、
邪魔にならないもの、引き立ててくれるものを選んで調香してはいかかで
しょうか。

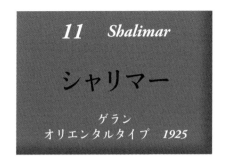

11 Shalimar

シャリマー

ゲラン
オリエンタルタイプ　1925

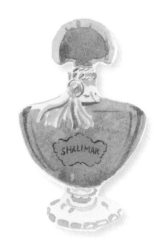

　ゲラン家３代目の調香師、ジャック・ゲランによるオリエンタルタイプの代表といえる香水。

　シャンゼリゼ通りを歩いていたら、「ゲランの店舗はどこにあるのか？」ではなく「シャリマーはどこにあるのか？」とアメリカ人に尋ねられたという友人の話を聞いたのは、今から10年以上も前のことですが、ゲランというブランド名よりも香水名を覚えられるほど、当時からシャリマーはアメリカでも人気があったことを、この昔話が証明しています。

　オリエンタルの香りの定番、愛を象徴する美しいフランス香水、というイメージが確立して、現在も世界中でトップクラスの売り上げを誇るベストセラーです。

　香水名は、サンスクリット語で「愛の殿堂」を意味します。ムガール帝国の皇帝シャー・ジャハーンが早世した愛妃ムムターズ・マハルを悼み、彼女の廟墓としてタージ・マハルが作られたという伝説の愛の物語にインスピレーションを受けて、ジャック・ゲランが作りあげました。

　香りの決め手となるのは、エチル・バニリンと呼ばれる強いバニラ香の合成香料です。天然のバニラに含まれる芳香成分バニリンよりも強いバニラ香をもっているのが特徴です。これにより、これまでにないまったりとした新しい甘さが生み出され、シャネルN°5を作った高名な調香師エルネスト・ボーに、「その濃厚なバニラの香りは、まるで目の前にカスタードクリームがあるように感じさせられるほどだ」と言わしめたの

❋ *Pyramide*	
Top	ベルガモット レモン
Middle	ジャスミン ローズ
Last	ペルーバルサム ベンゾイン バニラ レザー トンカビーン パチュリ イリス オポポナックス カストリウム シベット

❋ *Recipe*		
ベルガモット	10%	6 滴
ジャスミン	10%	2 滴
パチュリ	10%	7 滴
バニラ	1%	3 滴
トンカビーン	1%	2 滴

でした。

　シャリマーのオリエンタルのアコードは、現在も調香師のたまごたちが学ぶ処方として、決してはずせない基礎知識に数えられています。

　なお、先代エメ・ゲランによる香水ジッキーの構成——ラベンダーやローズマリーの香りに、ゲルリナードと呼ばれる独特のパウダリックな香りが組み合わせられたもの——を基盤とし、そこからアロマティックノートを出来る限り取り除き、よりバニラの香りを強めたという手法が用いられたことも、調香を学ぶ者にとっては貴重な情報です。

　たっぷりと甘く深く香るシャリマーは、レザー調の香りによってさらにその存在感を揺るぎ無いものにしています。レザーノートの動物性香料シベットは、バニラの香りと共に欠かせないものであり、ジャン＝ポール・ゲランは「シベットのないシャリマーは、ワインのない食事のようなものだ」といったほどです。そんな全体のイメージからは想像しにくいものの、トップノートにはベルガモットが 30％ も使用された処方です。

　このことから、バランスをとることの大切さを学ぶことができるでしょう。どんな香りを作るときにも、香り選びを成功させることは第一に重要です。その次に大切なのは、それらの香りをどの程度使うのか、最良の分量を見極めることなのです。

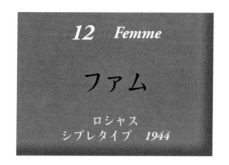

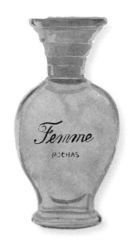

　マルセル・ロシャスが二番目の若き妻に贈った香り——ファム。

　ファムとはフランス語で「女性」を意味し、マ・ファムと所有形容詞が加われば、「私の妻」という意味。香水ファムは、ロシャスが妻に求めた女性らしさを、そのまま香りで表現しようとしたものだったのかもしれません。

　処方したのは、まだ若かりし頃の調香師エドモン・ルドニツカ。その後、オーソバージュやディオリッシモ、オードエルメスなど、携わった香水はすべて歴史に刻まれるべき名作ばかりという名調香師です。経歴は浅くとも、マルセル・ロシャスからのコンタクトがあったときには、彼は1年前から温めていたアイデアをいくつかもっており、その中の1つをロシャスが気に入ってファムの香りに採用したというのが実際の話です。

　香水瓶の形は、すでにスキャパレリがスキャンダルの香水瓶に起用していたメエ・ウェストがミューズ。彼女はロシャスの友人で、当時、セックス・シンボルとして知られていたハリウッド女優でした。

　女性のセクシーな印象を表現したグラマラスなこの香りは、フルーティノートとスパイシーノートが組み込まれたシプレで、まるで体臭のようにも感じられるクミンが使われているのが特徴です。また、イモーテルのカレー様のオリジナリティも、クミンと同様に、女性のセックスアピールを感じさせます。

	🌿 Pyramide		**🌿 Recipe**		
Top	プルーン ベルガモット ピーチ ローズウッド	ローズ・ アブソリュート	10%	3滴
		ジャスミン	10%	5滴
		クミン	1%	1滴
Middle	イモーテル ジャスミン ローズ イランイラン クローブ	パチュリ	10%	3滴
		オークモス	1%	3滴
		ラブダナム・ レジノイド	1%	5滴
Last	クミン アンバー オークモス パチュリ サンダルウッド ベンゾイン バニラ			

　ロシャスが30歳ではシックには辿り着けないといっていたように、香水ファムは40歳、50歳と年を重ねた女性向きの香りです。首筋に垂らした滴は大人の女性のみがもつ品のよいセクシーさを匂わせて、耳元でささやくほどの距離関係をもつ相手の心を惑わすに違いありません。大人向けの香りという位置づけは、ファムに限ったことではないものの、シプレをセクシーな香りに仕立てるレシピの作り方を学ぶのなら、このファムの魅力を分析する価値は大いにあります。

　クミンの香りは、体臭そのものと感じてしまい、なかには毛嫌いする人もありますので、クミンの香りに馴染みの少ない日本では、これをレシピに組み込んでオリジナル香水を作ることに躊躇されるかもしれません。しかし、こうしたクセの強い香りは、充分に希釈を行い、わずかに使用することで、驚く効果を発揮してくれるものなのです。

　シプレタイプのアコードにクミンをほんのりと効かせたり、イモーテルやキャラウェイなどを用いたレシピで、シプレのクラシカルさにセクシーな表情を加えたりして、ちょっとクセのある精油が仕掛ける思いがけない効果を楽しんでみてはいかがでしょう。

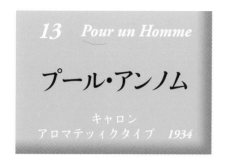

13　Pour un Homme

プール・アンノム

キャロン
アロマテッィクタイプ　1934

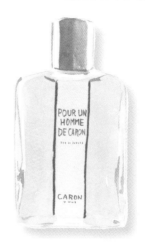

　1904年に創設された香水メゾン——キャロンは、このブランドの調香師としても活躍したエルネスト・ダルトロフによって作られました。その彼が制作したプール・アンノムは、伝統とエレガンスのブランドコンセプトをそのまま表したかのような香りであり、質と芸術性の高さが評価された初めての男性向けフレグランスとして位置づけられています。

　バカラ製ガラスで作られたフォンテーヌはキャロンを象徴するもので、香水が満たされたこのフォンテーヌから香水の量り売りをするというスタイルはキャロン独特のもの。しかしそれより、フランスでキャロンといえば、優雅な香りのパウダーが有名で、丸型の箱に色違いで装飾されたパウダーケースは、アンティーク屋さんでも人気の高いアイテムです。

　さて、プール・アンノムの香りの特徴は、男性の香りとして常に用いられ続けたラベンダーにバニラを組み合わせたところにあります。さらに、ローズ、そしてラブダナムからなるアンバーノートが、香りに厚みを加え、揺るぎ無いブランドポリシー、エレガンスと伝統を表現しています。
　成功は、ブランドイメージと香りのイメージが一致していることにありました。1911年に発表した香水ナルシス・ノワールですでに成功を収めていたキャロンは、イメージを崩すことなくこの香水の開発に慎重に取り組み、伝統的な男性の香りであるラベンダーにエレガントなアレンジを加えて新作を誕生させたのです。

❋ *Pyramide*	
Top	ラベンダー ローズマリー レモン ベルガモット クラリセージ
Middle	ローズ
Last	バニラ オークモス ラブダナム トンカビーン シダーウッド・バージニア ヘリオトロープ

❋ *Recipe*		
ベルガモット	10%	3 滴
ラベンダー	10%	6 滴
ラブダナム・ レジノイド	1%	10 滴
バニラ	1%	1 滴

　セルジュ・ゲンズブールが愛用し、香りを称賛したのも有名な話です。この香水がどんなに自分を魅力的にしてくれるかを歌詞にして、ジェーン・バーキンと二人で歌っています。ゲンズブールのように、決して美しいとはいえない男性が、世界中の男を虜にした女性の心を摑んでしまう……。単純で粗野な表向きに似合わない繊細さと知性、ときにはエレガンスのかけらまでも感じさせる成熟した男の魅力が、このプール・アンノムにはあるのかもしれません。

　トップに柑橘系を少しと、ラベンダーをたっぷり、そしてローズとラストに残る樹脂系の香りというエルネスト・ダルトロフの香り選びには、男性らしい潔さが感じられます。そして、ラベンダーとバニラの最良の割合を探り当てたデリケートなバランス感覚には、まるで化学者がもつような緻密さを感じることができます。ブルジョア階級出の彼が生まれながらに知るエレガンスが、まるでこの香水の細部にまで注ぎこまれているかのようです。

　プール・アンノムは、作る人の個性が映し出された香りといえるでしょう。「あるひとりの男性へ」というこの香水名は、1930年代、様々な女性香水が誕生する中で、エルネスト・ダルトロフがこの時代の男たちにささげた、本物の香水だったのです。

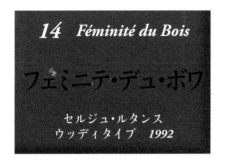

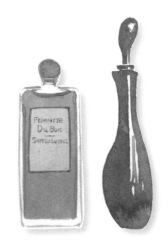

14　Féminité du Bois

フェミニテ・デュ・ボワ

セルジュ・ルタンス
ウッディタイプ　1992

女性向けに作られた最初のウッディタイプ。

フェミニテ・デュ・ボワとは、直訳すれば「木の女性らしさ」。

現在は香水ブランド、セルジュ・ルタンスの１つに数えられるものですが、もともとは資生堂ブランドの香水でした。70％を木々に覆われた日本の風土を彷彿させるこの香りは、際立った新しさを感じさせて香水界に登場しました。それまでにはシャネルのボワデジル、ゲランのサムサラといったサンダルウッドのまろやかでミルキーなウッディが使われた例はあったものの、木々の香りを基調とするウッディタイプのほぼすべての香水は、男性向けのものだったのです。

香りの特徴は、レシピ全体の 10％にシダーウッド・アトラスとシダーウッド・バージニアが使われていること、そして、ドライなウッディノートの香りを使いつつ、ローズやイランイラン、スミレの花の香りによって、女性らしさを匂わせているところです。

さらに、シナモンとクローブのスパイスが加わり、ミステリアスな印象を醸し出しています。

静けさと包み込むようなやさしさをもったこの香りのコンセプトは、1980 年から資生堂のイメージクリエイターを努めていたアーティスト、セルジュ・ルタンスによるものです。彼によってイメージがまとめられ、調香師クリストファー・シェルドレイクによって香りが作り上げられました。

🌸 *Pyramide*

Top	ピーチ シナモン
Middle	カルダモン クローブ プルーン ローズ スミレ イランイラン オレンジフラワー
Last	ローズウッド サンダルウッド シダーウッド・アトラス シダーウッド・バージニア パチュリ ベンゾイン ホワイトムスク

🌸 *Recipe*

ゼラニウム	10%	2滴
カルダモン	1%	6滴
シダーウッド・アトラス	10%	4滴
シダーウッド・バージニア	10%	4滴
ベチバー	1%	4滴

　イメージの源は、北アフリカにあるモロッコの街マラケシュにありました。この街を旅する途中、木工職人からシダー・アトラスの木片を譲られ、その清冽な香りにセルジュ・ルタンスが衝撃を受けたのです。この杉は、モロッコに広がるアトラス山脈で採れるもので、香水だけでなくアロマテラピーでもその幹から得られる精油が頻繁に使用されています。

　香水の原材料には、これとは違うバージニア種のシダーウッドの出番の方が多く、こちらは鉛筆を削った時のようにドライで温かな香りがします。

　フェミニテ・デュ・ボワについて調香師らとマラケシュで打ち合わせをした際、セルジュ・ルタンスは、香りのイメージを共有するために彼らの泊まるホテルにシダーウッド・アトラスを運ばせました。こうして、調香師たちは木の香りに抱かれるように眠りにつき、香りのイメージを膨らませていったといいます。

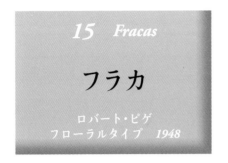

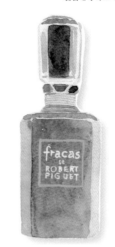

　制作を担当したのはジェルメーヌ・セリエ。1909年にフランスのボルドーに生まれた女性初の調香師で、好奇心旺盛で陽気な性格から、当時有名だった女優にあやかって、ブロンドのアルレッティというニックネームをもっていました。

　当時の香料業界は男社会で、女性が調香師として活躍する場は簡単に与えられるものではありませんでしたが、1944年に発表されて成功を収めた彼女の最初の香水バンディの大胆な処方が称賛されて、自分の居場所を勝ち取ると、その4年後には、同じく大胆な処方の香水フラカを誕生させました。

　マリリン・モンローの香水といえば、シャネルN°5というイメージが強くありますが、フラカは彼女のもうひとつの香水としても知られています。

　香水名は、「ざわめき」や「騒々しさ」といった意味をもち、存在感あるフローラルの香りは、まるでスターとスターを取り巻く空気のよう。

　チュベローズを多量に処方したことが何よりもこの香水の特徴で、成功に導いた重要な鍵でした。過剰に用いたチュベローズとオレンジフラワーとの絶妙なハーモニーは、この香りに出会う人に驚きを与え、決して忘れることのできない強烈なインパクトを焼き付けます。

　ジェルメーヌ・セリエは、フラカが発表される前年には、これもまたガルバナムの鮮烈なトップノートで脚光を浴びた香水ヴァン・ヴェールを発

❀ *Pyramide*		❀ *Recipe*		
Top	ベルガモット	ベルガモット	10%	3 滴
Middle	チュベローズ オレンジフラワー ジャスミン カーネーション	チュベローズ	1%	10 滴
		サンダルウッド	10%	3 滴
		オークモス	1%	4 滴
Last	シダーウッド・バージニア イリス オークモス ホワイトムスク サンダルウッド ベチバー			

表しています。

　ところで、フラカは 1948 年に発表されたものの、そのあとロバート・ピゲは活動を中止しています。そのことから、香水の制作も中止されていましたが、1996 年に復刻版として市場に再登場しました。再び姿を現してからのフラカは、プレステージ性をさらに高め、「伝説的な香水」という肩書きがつけられました。

　このように、復活版として再登場する古くからあるブランド香水はいくつか存在します。しかし、その多くは、調香のレシピは現代風に書き換えられているものがほとんどで、忠実な香りの再現ではないのが残念なところです。

　その中で珍しく、昔ながらの香りを作り続けている復刻ブランドがあります。リュバンという、これも近年復刻されたブランドで、そのいきさつは、復刻させた本人から聞いていました。リュバンの香水ベチバーのレシピを手に入れたことをきっかけに、利権を求めて長年にわたり裁判を続けたあるフラン人男性です。事業を始めるのに忙しかったと話したときの彼は、なんと希望に満ちていたことでしょう。そして、実現された彼の夢を象徴する、パリのリュバン・ブティックには、今も昔のレシピのままで作られる香水ベチバーが他の新作と並んで置かれています。

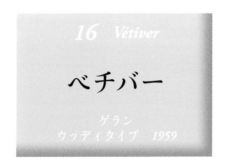

16　Vétiver

ベチバー

ゲラン
ウッディタイプ　1959

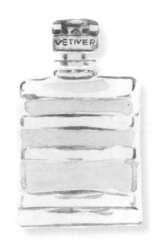

　ベチバーという香水は、現在も世界中で愛されている香りです。フランスではダンディでやや保守的な男性が愛用する定番香水、といったイメージがあります。

　ベチバーの創作者は、ゲラン家出身の最後の調香師、ジャン＝ポール・ゲランで、彼がゲランの調香師となって初めて手がけた作品です。1959年に発表されてからも今なお時代遅れとならない、男性のエレガンスの極みが表現された名作といえるでしょう。

　品よくエレガント、そして野性的な男らしさと力強さが同時に備わっているところが、この香りの魅力です。

　天然香料のベチバーは、男性の力強さや、野性的な男らしさを表現するのに最もふさわしいウッディノート。これをテーマとし、ベチバーの特徴を引き立てる脇役として、シトラスをたっぷりと使っています。シトラスのフレッシュで広がりのある香りが加えられることで、重みのあるベチバーはふわりと軽やかに解き放たれるのです。そして、その軽やかさはベチバーに華やかささえも与えます。

　調香をしたジャン＝ポール・ゲランは、土や緑、タバコの香りにまみれたゲラン家の庭師たちをイメージして作ったといいます。弱冠22歳、調香師としての才能を余すことなく発揮した傑作でした。

🌿 *Pyramide*		🐝 *Recipe*		
Top	レモン ベルガモット	ベルガモット	10%	4 滴
		レモン	10%	4 滴
Middle	ネロリ ベチバー シダーウッド・バージニア ペッパー	シダーウッド・ バージニア	10%	2 滴
		ベチバー	1%	10 滴
Last	サンダルウッド タバコ トンカビーン			

　この名香を手本にして、精油のみで特徴を踏まえた調香をするとなれば、上のような処方になるでしょうか。

　トップノートに、レモンとベルガモット。

　本来ならば、ラストノート部分に位置するベチバーをミドルノートの位置で香らせます。

　充分な分量で処方されたベチバーは、ミドルからラストノートにもしっかりと香り続けるはずですので、そのことを念頭に置いて、ラストノートにはシダーウッド・バージニアを加えます。シダーウッド・バージニアには、ベチバーをメインとする香り全体のイメージを壊さずに、個性の強いベチバーと性格がまったく違う柑橘との組み合わせを滑らかにして、調和をもたせることを期待しました。

　ベチバーという名の香水は、男性のウッディタイプが多く発表された1950年代、57年にカルバン、59年にゲランとジバンシィから同時に発売され、フランスに一大ベチバーブームを引き起こしました。歴史ある香水ブランドの香水リストには、必ずベチバーに関連した香水があるといっても過言ではないほど、男性が身に纏う天然素材の香りの代表格です。

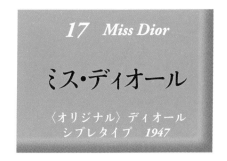

17　Miss Dior

ミス・ディオール

〈オリジナル〉ディオール
シプレタイプ　1947

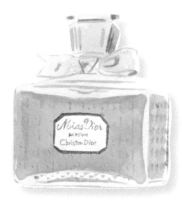

　第二次世界大戦後、人々が自由を喜びつつも、経済状況は芳しいとはいえなかった 1947 年、クリスチャン・ディオールは初めてのコレクションを発表します。後にニュー・ルックと呼ばれ世界的にディオールの名を知らしめる契機となった一大イベントでした。

　女性らしさを強調したラインは、時代が求めていたものと一致して絶賛を浴び、同年に発表した香水ミス・ディオールは、ディオール自身のデザイナーとしての位置を確立させるために大きな役割を果たしたのです。

　「緑の香りを含むジャスミンが、夜と大地が奏でる調べにのせて歌う、蛍の飛び交うプロヴァンスのある宵、ミス・ディオールは生まれました」

　クリスチャン・ディオールは、ミス・ディオールの誕生についてそう語りました。ピカソやコクトー、ダリなどの芸術家と交流をもち、自身も画廊をもっていたというほどの芸術への造詣の深さは、彼の語る言葉にも現れています。

　香りの構成はやや複雑ながらも、エレガントな響きをこぼさず、すべてすくい取ろうとしたくなる可憐な輝きがあります。

　くっきりと研ぎ澄まされたガルバナムのグリーンノートを皮切りに、ローズ、ジャスミン、カーネーションの辛口のフローラルノート、さらにシプレ特有のウッディ調の香りという展開は、保守的なナイーブさをもちつつ勇敢に自由に向かって前進していく女性像を思い浮かべさせます。

　処方のポイントは、シプレタイプにグリーンのアクセントをつけたこと。ほんの少しの遊び心を見せて粋な装いをする、まるでお洒落な人のさりげ

	❋ *Pyramide*		❋ *Recipe*		
Top	ガルバナム アルデハイド ベルガモット クラリセージ	ジャスミン	10%	3 滴
		ローズ・ アブソリュート	10%	3 滴
		ガルバナム	1%	3 滴
Middle	ローズ　ジャスミン ガーデニア ナルシス　ネロリ カーネーション	パチュリ	10%	5 滴
		オークモス	1%	6 滴
Last	パチュリ サンダルウッド オークモス ラブダナム レザー　イリス			

なくも計算しつくされたテクニックのようです。

　ところで、ミス・ディオールの調香を担当したのはポール・ヴァシェールですが、彼の学び舎であった香料会社ルール社でジャン・カール氏から指導を受け、ゲランの香水である夜間飛行に使われた処方にも影響を受けているようです。ジャン・カール氏は、私の恩師モニック・シュランジェ氏が学んだ、調香の巨匠です。後進の指導に情熱を傾け、独自の調香メソッドを築き上げ、現在ではフランスでのみならず、世界で活躍するほとんどの調香師がこのメソッドをもとに調香の基礎を身に付けています。モニック先生がそれを受け継ぎ、そして、私はモニック先生から教えを受けたあと、日本の風土に合わせた調香法を研究し、本書が誕生しました。

　ミス・ディオールが長く愛されてきた理由は、ブランド精神を守り続け、勇気と知性をもって変化に寄り添おうとしたブランド自身の姿勢にあります。このことを実証すべく、2005 年、香水ミス・ディオールが変化を告げる時を迎えました。グルマンノートとフルーティノートが組み込まれたモダン・シプレタイプのミス・ディオール・シェリーの発表です。これまでのミス・ディオールのイメージよりも、若い世代を対象にして作られた香りでした。このイメージリニューアルは大成功を収め、2011 年にはこの香水に微調整を行ったものをミス・ディオールと称し、1947 年に発表された香水をミス・ディオール・オリジナルと改称しています。

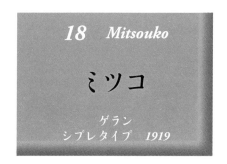

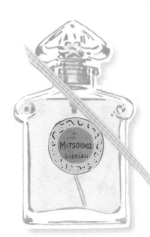

18　*Mitsouko*

ミツコ

ゲラン
シプレタイプ　*1919*

　ゲラン家2代目調香師、ジャック・ゲランの代表作「ミツコ」。

　ミツコといえば、日本人の私たちならすぐに女性の名前とわかりますが、フランスでそのことを知る人は少なく、そうしたことに驚いたのは、香水を学びにパリにやってきてからすぐのことでした。

　パリでの調香の授業で語られる歴史的な香水の数々は、常識として知っていて当然とみなされ、次々に名香と調香師の名前が並べられました。たいていの香水名は知っていたものの、一緒に授業を受けていた人たちは、登場するすべての香水に対して実体験があり、たとえば父親が使っていたとか、母親の香りだとか、そういった経験がほとんどなかった私は、つくづくとフランスの香水文化の厚みを思い知らされたものでした。

　そのとき男性の一人が、ミツコを使うことがあると話したのです。その人は、ミツコが女性の名前とは知らなかったと言いました。香水が作られた背景には、小説『ラ・バタイユ』に登場する日本女性ミツコがモデルと語られていますが、彼はそのことも知らないまま、ミツコを纏う素敵な男性でした。

　さて、この香りの特徴は、シプレタイプにフルーティノートが組み込まれていることです。実際には、ラクトン類であるアルデハイド C14 という合成香料の存在なくしては香りを再現するのは難しいのですが、マンダリンなどのフルーティさを感じさせる精油で代用してみましょう。

　クラシカルなシプレの代表として名前を挙げられるミツコですが、ラブ

125

🌸 *Pyramide*		🌸 *Recipe*		
Top	ベルガモット レモン マンダリン	マンダリン	10%	1 滴
		ローズ・ アブソリュート	10%	3 滴
Middle	ローズ イランイラン ネロリ ピーチ	ジャスミン	10%	3 滴
		パチュリ	10%	4 滴
		ベチバー	1%	1 滴
Last	ラブダナム ベチバー シナモン オークモス クローブ バニラ	オークモス	1%	3 滴
		ラブダナム・ レジノイド	1%	5 滴

ダナムやベチバー、オークモスといった重みのある香りがシプレの決め手となるゆえ、なかなか若い世代の人気を摑むことは難しいようです。しかし、この香り、毛皮やレザー、カシミアといった上等な天然素材との相性が非常によいのです。セーターや毛皮に残るかすかなミツコは、纏う人に愛着をわかせ、その人を温かく包み込んで安心感を与えてくれるのです。

　樹脂系の香りやウッディ調の香りのせいで、重く感じられる香りも、処方次第でイメージは変わります。特に、ローズやジャスミンなどの優雅な花束が添えられれば、この香水の例のように品格が備わり、クラシカルな美しさが引き立てられます。揺るぎ無い香りの品性こそが、この香りの愛好者の心を摑み続けている理由なのではないでしょうか。

　ミツコは、「シープル」というコティー社のシプレ調の香水を元に、フルーティな要素を付け加えて完成させられたものです。そのミツコが教えてくれるのは、オリジナルであることのみが大事なのではなく、よいものをさらに改良していく研究心と好奇心こそ、創作においての助けとなるということだと思うのです。

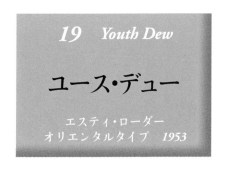

19　Youth Dew

ユース・デュー

エスティ・ローダー
オリエンタルタイプ　1953

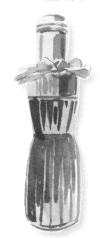

　調香師は、エルネスト・シフタン、ジョゼフィン・キャタパノ。

　ユース・デューは、もともとバスオイルとして開発された香りで、この
オイルの人気が高かったことから香水としての商品化が始まったという逸
話があります。

　そこから思い起こされるのが、今やエスティ・ローダーグループに属す
る香水ニッチブランド「ジョー・マローン」。このブランドは、もともとフェ
イシャリストだったジョー・マローンが、顧客に頼まれてバスオイルを
作ったところ評判をよび、ついには香水ブランドをスタートさせるに至っ
たという展開です。

　こうした物語は、香りは形を問わずに楽しめるものである、ということ
を説明します。よい香りならば、バスオイルでも、香水でも、人の心を釘
付けにして離さないのです。

　興味深いのは、香水ではなくバスオイルからスタートしたふたつのブラ
ンドは、エスティ・ローダーがアメリカ生まれ、ジョー・マローンがイギ
リス生まれと、どちらもフランスのブランドではないことです。

　さて、ユース・デューはアメリカ初の香水としても歴史に名を残してい
ます。常に美しく、ちやほやされ、愛されたいという女性の心をそのまま
表した香りであると、エスティ・ローダー自身が紹介した、アメリカの女

	🌿 *Pyramide*		🌿 *Recipe*		
Top	アルデハイド オレンジ ベルガモット ピーチ		イランイラン	10%	4 滴
			クローブ・ バット	1%	6 滴
Middle	クローブ シナモン カッシー ピーチ ローズ イランイラン		パチュリ	10%	4 滴
			ラブダナム・ レジノイド	1%	2 滴
Last	フランキンセンス ペルーバルサム トルーバルサム パチュリ アンバー		ペルーバルサム	10%	4 滴

性の心を摑んだ成功の香りでした。そして、この絶大な人気は、ユース・デューの魅力とアメリカ市場の偉大さを世界中に知らしめたのです。

　バスタブに落としたオイルの香りが、お風呂上がりの身体を優雅に美しく包み込み、熱が冷めても肌の上で香りが続く……香りもさることながら、熱に強くかつ持続性の高い香りを処方したことが、この香水に成功を引き寄せた理由であることは確かです。

　香りを作るときには、使用目的に合わせた処方を考えることも、ときには必要です。香水用か、ルームフレグランス用か、マッサージ用かで、注意すべき点も変わってきます。直接肌につけるものなら、肌への安全を第一に考え、香りを拡散する場合には、量も多く必要になりますので精油の価格を考える必要があるかもしません。

　例に示したレシピは、ユース・デューのように深い香りが生みだされる処方ですので、パルファン濃度の香水か、練り香水などがお勧めです。

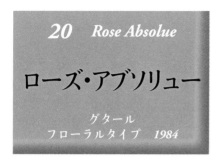

20 *Rose Absolue*

ローズ・アブソリュー

グタール
フローラルタイプ　1984

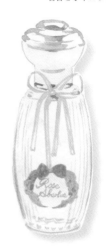

　アニック・グタールは、1981年にパリで生まれた香水ブランドです。ブランドを作ったのはブランド名と同じ名前のアニック・グタールというモデルで、ピアニストでもあったという美しく優雅な面影をもつ女性です。

　彼女が調香に関して学んだのは、私の恩師のモニック・シュランジェ氏でしたので、先生からは、ブランドが誕生したばかりの頃に処方作りの指導をしていた話などをよく聞いていました。生前の彼女は、先を急ぐように次々と新作を発表していたそうです。若くして亡くなった後は、娘であるカミーユ・グタールがディレクションを引き継ぎました。その頃、ニッチブランドの台頭と共に、アニック・グタールのブランド価値は高まる一方で、今日に至るまで何度かブランドの運営者が変わっています。2018年には、よりグローバルな市場を目指す目的で、ブランド名を「グタール」に変更。しかし、誕生当初からの優雅なブランドイメージは変わることはありません。ここにあげたローズ・アブソリューは、作品のなかでもアニック・グタールの美意識を最もよく表しているといってもよいでしょう。

　「ローズは美しさと変わらない女性らしさを表現する」アニック・グタールはそう語り、グラース産ローズ、ブルガリア産ローズ、トルコ産ローズ、エジプト産ローズ、モロッコ産ローズ、ダマスクローズの6種類の薔薇を使った香水を作りました。

　6種類の薔薇の香りを混ぜ合わせるとは、なんと贅沢な処方でしょう。なかでも、グラース産のローズは、ローズドメと呼ばれ、最も高価な薔薇であり、生産量も少なく、手に入れることも難しい香料です。

🌿 *Pyramide*		🌿 *Recipe*		
Top	—	ローズ・アブソリュート	10%	7滴
Middle	ローズドメ トルコ産ローズ ブルガリアンローズ ダマスクローズ エジプト産ローズ モロッコ産ローズ	クローブ・バット	1%	4滴
		パチュリ	10%	6滴
		ラブダナム・レジノイド	1%	3滴
Last	—			

　ブランドでは、ローズだけを使ったのか、あるいは別の香料も組み合わせてローズの素晴らしさを引き立てているのかは、はっきりと語ってはいません。クレオパトラの逸話でも有名ですが、魅力的な女性の隣りにある薔薇の香りは、時代を超えて誰からも愛され続ける普遍的な香りです。ローズ・アブソリューは、そのローズの魅力に迫った作品でした。

　ここでは、優雅さに焦点を当てた香りのレシピとして、6種類ではなく1種類のローズとわずかに別の香りを使ったものを紹介しました。
　ローズ以外に使用するのは、クローブ、パチュリ、ラブダナムの3種類です。
　クローブを選んだのは、ローズには、スパイシーな側面をもつものも存在し、ローズの香りを合成香料のみを使って再現するときにも、クローブの主成分であるオイゲノールが使われることがあるからです。
　ラブダナムは、温かみのある樹脂の香りです。これをクローブと同様にわずかに使い、香りに深みを与えます。
　ウッディノートのパチュリは、フローラルタイプの香りの骨格を作るために使います。
　貴重なローズの香りは、混ぜずにそのままの美しさを味わうことをお勧めしたいところですが、これは、香りの美しさを崩さず、ローズのよさをひきたててくれるレシピの一例です。

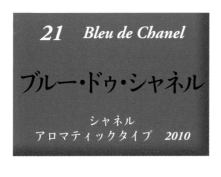

21　Bleu de Chanel

ブルー・ドゥ・シャネル

シャネル
アロマティックタイプ　2010

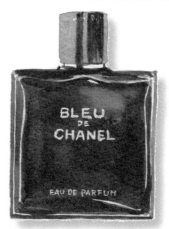

　ガブリエル・シャネルの生き様のように、既成観念にとらわれず、自由に生きる男性たちに捧げられた香水、ブルー・ドゥ・シャネル。その香りのシナリオは、1978 年から専属調香師として数々の名作を生み出し続けたジャック・ポルジュによって描かれました。

　レモン、マンダリン、グレープフルーツ、ペパーミントとすがすがしい香りの連続で始まる裏切りのない爽やかさと、静かに語り掛けてくるようなラブダナムやパチュリ、サンダルウッドといった深い香りで構成されるアロマティックタイプの香水です。

　2010 年に発表されるまで、男性向けの香水の新作といえば、グルマンノート、アンバーノート、パウダリーノートなど、様々なノートが装飾的に施されたものばかりで、ひと際目立つ個性を持った新しい香りに出合うことは多くありませんでした。

　もともと男性向けの香水市場の発展は、香水界を絶えず先導し続ける女性向けのそれよりも遅れていて、いまだ十分に追い付いていないのだろうという見方もあります。フランスの男性たちが、アフターシェーブローションのみでは飽き足らず、香水というアイテムで香りを身に纏うことを習慣にし始めたのは、1960 年代になってからのことです。女性よりも半世紀以上も遅れているのです。ブルー・ドゥ・シャネルは、このような背景を持つフランスの香水界に突如として登場した時代の寵児でした。どの世代の男性の心にも響くであろう男の美学、潔く生きるという挑戦状を彼らに手渡したのです。

	✵ *Pyramide*	✵ *Recipe*		
Top	レモン　マンダリン グレープフルーツ ペパーミント	レモン	10%	4 滴
		グレープフルーツ	10%	2 滴
		ペパーミント	10%	1 滴
Middle	ベイローズ　ナツメグ ジンジャー フランキンセンス	ベイローズ	1%	2 滴
		ジンジャー・ フレッシュ	1%	4 滴
Last	シダーウッド サンダルウッド ベチバー　パチュリ ラブダナム ホワイトムスク	ベチバー	1%	4 滴
		シダーウッド・ バージニア	10%	3 滴

　アロマティックタイプは、男性にこそよく似合う香りといえるでしょう。けれども、発売当時に注目されていたのは、ウッディやオリエンタルの別のタイプでしたから、香りそのものにはスター性がなかったのは確かです。それなのに、一挙に人気を得て当時の男性香水市場トップに輝いたのはもちろんシャネルというブランド力があったことは否めませんが、広告宣伝のプロモーション映像にも見られた、男性たちへのこの「潔く生きる」という強いメッセージが効果を成していたことは確かです。

　遡れば、アロマティックタイプの香りで香水の歴史に最初に名が挙がるのは、アトキンソンというイギリスブランドのイングリッシュ・ラベンダーでした。それ以来、いくつかの香水が成功を収めてきたものの、どれもわきまえがあって品のある、型にはまった男性像をイメージさせるものばかり。ブルー・ドゥ・シャネルのこれほどに飾り気のないシンプルな香りが、世界中を邁進していくことになったのは、強いメッセージに加えて、研ぎ澄まされた洗練とそれだけに陥らない輝きがあったからではないでしょうか。

　ときに、入れすぎた１つの香料が、思いがけなく新しい香りの誕生を導くこともあります。シャネルの香水 N° 5 の逸話は、アルデヒド系の香料を入れすぎたというアクシデントがきっかけで生まれたというもので

す。マリンノートという香りを持つ合成香料を過剰なほど処方した香水ニュー・ウェストからは、新しい香りのジャンルが誕生しました。けれども、あるものをきちんと整理して最良のバランスを探し当てることが、答えを与えてくれることもあるのです。ちょうど、ありきたりの毎日の中にこそ、私たちの幸せがたくさん隠されているように。私たちが今手にしているものを見つめ直せば、毎日は全く違う世界が描かれていくのではないか。そんなことをこの香水は私たちに教えてくれるような気がするのです。

　ここにあるレシピ例は、ブルー・ドゥ・シャネルの香りを天然香料のみでごくシンプルに書き換えたものにすぎません。このレシピをもとに、リストアップされた精油を1つだけ他のものと置き換えてみたり、分量を微妙に変えてみたり、あなたにとって最良の香りが完成するように工夫を重ねてみてはいかがでしょう。ご自身の精油のラインナップを見つめ直して、その中で、よりよいものを生み出そうとするミニマリズム的な考え方は、あなたに思わぬ発見をきっともたらしてくれるはずです。

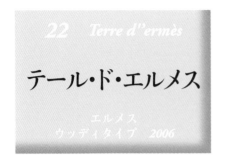

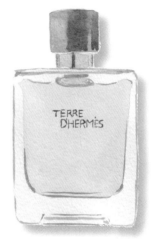

22 *Terre d'ermès*

テール・ド・エルメス

エルメス
ウッディタイプ　2006

　バッグやスカーフなどの高級ブランドとして知られるエルメスで、最も多くの男性に使われている香水、テール・ド・エルメス。制作を担当したのは、2004年から2016年までエルメスの専属調香師として活躍したジャン＝クロード・エレナです。彼に言わせれば、この香水を身に纏うことはつまり、「大地を感じ、あおむけになり、そして天を見上げること」だそう。

　2006年に発表されてすぐに人気を勝ち取り、性別に関係なく好印象を与えたというこの香水。特徴は、馬具を扱うところから始まったブランドストーリーに忠実であったこと、決して挑発的ではない控えめな宣伝広告の手法、そしてもちろん、地に足のついた安定感と自然の中に溶け込むような爽やかさが入り混じるこの斬新な香りにある、といえるでしょう。

　LVMHグループなどの買収戦略のせめぎ合いから距離を置き、今もエルメス家が経営に携わっているというのですから、社風にはもちろん他のラグジュアリーブランドと異なるところがあります。まず、優れた職人技術を第一としていること。そして、人間味に溢れたあたたかさと慎ましさを持った経営陣たちの人柄です。たとえば、販売店や代理店などの関係者をフォーブル・サントノレ通りのエルメスビル屋上の庭に招き、社長自ら朝食をもてなしたり、お土産を渡すのであればアシスタントたちにも用意したりするなど。いくつかのエピソードを知人たちから聞いただけでも、エルメスらしさを想像することができます。

　とすれば、専属となる調香師に求められたのは、ブランドにそぐう技術

※ *Pyramide*		※ *Recipe*		
Top	グレープフルーツ ベルガモット ベイローズ	グレープフルーツ	10%	5 滴
		ブラックペッパー	1%	3 滴
Middle	ブラックペッパー ゼラニウム ジャスミン	ベチバー	1%	9 滴
		シダーウッド・ バージニア	10%	2 滴
		ベンゾイン	10%	1 滴
Last	ベンゾイン ベチバー シダーウッド			

と人間性であるのは当然のこと。祖父の時代から代々調香師を職業としているという、生粋のグラース生まれの男性は、技術なら僕も負けないはずだと私に語りましたが、さすがに語った後の彼の表情はどこか神妙でした。残りの１つの条件が満たされているのかどうか、自分では推し量りようもないことです。

　ジャン゠クロード・エレナは、軽やかなウッディノートのアコードを得意としていて、エルメスは、ブランドのイメージによく似合う、自然が感じられて同時にエレガントであるこのタイプの香りを求めていました。実に見事なマリアージュではないでしょうか？

　テール・ド・エルメスでは、ベチバーが主役を務めます。引き立て役は、開放的になりすぎずに知的にブレーキを利かせたフレッシュなグレープフルーツです。この２つの香りに、木々とスパイス類、そしてベンゾインの樹脂が溶け込んで、馬が蹴り上げる大地と天とがつながる雄大な宇宙感と、土を踏みしめるようにしっかりと刻印された印象が植え付けられます。

　ベチバーの新しい魅力を引き出した香水、テール・ド・エルメスが私たちに教えてくれるのは、見事なマリアージュが生む奇跡です。奇跡というより、探し求めた成果というべきかもしれません。なぜなら、どんなメニューを用意しようかあれこれ考えたり、招待客のあるテーブルで楽しいひと時を過ごすために、最良の席順を探したりして、実現させた楽しい食卓の時間のように、周到な準備は、ときに期待を超えた幸福を私たちにもた

らしてくれるものですから。

　ここで紹介するレシピでは、5つの香りを選びました。ベチバーとグレープフルーツに、スパイスと樹脂を少々。ベチバーには、分留という手法で得られるベチバー・ハートと名付けられた天然香料がありますが、これを用いればフレッシュで軽やかな香りに仕上がります。ベチバーの魅力をすくいとるようにして得られるこの香りには、どこかグレープフルーツを感じさせる爽やかさがあるのです。ここに、ベチバーとグレープフルーツの見事なマリアージュが探し当てられた秘密があります。

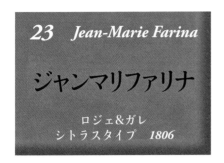

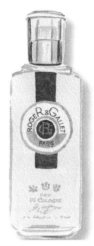

23 *Jean-Marie Farina*

ジャンマリファリナ

ロジェ&ガレ
シトラスタイプ　*1806*

オーデコロンの起源をたどれば、中世のイタリアの修道院で作られていたアルコールを用いた薬、アクア・ミラビリスにたどり着きます。「素晴らしい水」、あるいは「脅威の水」といった意味の名前を持つ万能薬で、柑橘類と香草で作られたものでした。

アクア・ミラビリスの処方をもとに、オーデコロンの歴史は繰り広げられます。この処方を起源とした香りが1693年にケルンで、そのあと1806年にパリで、それぞれ別の人によって売り出されるのです。ちなみにケルンはフランス語でCologne（コローニュ）といい、この香りの一大ブームがケルンで起こったことから、Eau de Cologne（オーデコロン）という言葉が生まれました。そのオーデコロンを成功に導いたのは、Johan Maria Farinaという名前の人です。そして、その名を使うことを許されてパリで作られたのが、現在のロジェ&ガレの「ジャンマリファリナ」という製品です。一方、ケルンでは、ミューレンスが「4711」という名前でこの香りの販売を続けています。

ところで、オーデコロンといって思い浮かべるのは、毎日浴びるように使ったというナポレオン・ボナパルトではないでしょうか？　当時のパリの香水店では、ナポレオンのオーデコロン好きを知って、ブーツに差し込める長細い形の瓶につめた75ml入りオーデコロンを作ったそうです。どんな場所に出向いても携帯できるというアイデア商品です。彼にとってそれは好都合だったらしく、フランスの国立公文書館には、1808年10月だけでナポレオンが72本を注文していたという記録が残されているとか。

🌸 *Pyramide*		🌸 *Recipe*		
Top	ベルガモット レモン	ベルガモット	10%	10 滴
		レモン	10%	10 滴
Middle	メリッサ ローズマリー ゼラニウム	ローズマリー・ シネオール	10%	8 滴
		メリッサ	10%	2 滴
Last	サンダルウッド			

気を許すことのできない日々の活性剤として、オーデコロンを使って気持ちを奮い立たせていたのかもしれません。

　100歳までおしゃれを忘れなかった私の義理の母にとっては、オーデコロンを使うのは、朝の始まりの儀式のようなものでした。年老いた彼女の身づくろいを手伝うときには、必ず使ったアイテムでした。お風呂あがりの彼女の背中をふいた後、オーデコロンをたっぷりと手のひらにとって、まだ熱を持った背中の上にぱしゃぱしゃと振りかけたものです。軽くたたいたり、マッサージしたりしてまんべんなく伸ばすと、なめらかで白い肌は少し赤みを帯びて、背中の上からシトラスの香りがいっきに放たれていきました。すると、熱気のこもったバスルームが急に爽やかに感じられて、朝の光の中で彼女はとても気持ちよさそうにしていました。

　ナポレオンの時からすでに200年の年月が経っても人間の嗜好というものは、それほど変わらないようです。いまだに、スーパーマーケットの日用品コーナーには、柑橘類や香草類の香りのオーデコロンが大瓶サイズでずらりと並んでいます。アクア・ミラビリスと呼ばれていた当時の薬効はともかく、成分の大半がアルコールなのですから、使ったときの清涼感や殺菌効果があることは確かでしょう。

　さて、ジャンマリファリナの香りですが、再現するために必要なのは中世から存在する天然の香りです。したがって、この章でご紹介するどの香水よりも、再現するレシピはオーソドックスなものです。柑橘類と香草類

の精油は、誰でも簡単に手に入れることができるでしょう。

　ただし、気を付けなくてはならないのは、柑橘類の精油には光毒性があるものが多いということです。安全性の高いベルガプテンフリーのベルガモットを選ぶなどして、精油選びは慎重に行ってください。香水の原材料の場合、人間の体への影響や、香水瓶に詰められた時の液体の色のことに気を配らなくてはならないため、天然香料からアレルゲンや色素を取り除くなどの様々な処理がなされたものが用いられます。安全性は高まったものの、1つの要素が取り除かれるごとに、香りには1つまた1つと、生き生きとした表情が失われていきます。まるで魂がぬけてしまったように、香りにも輝きもなくなってしまうのです。ルームフレグランスなどで、肌に着けることがない場合には、中世の頃のようにオーソドックスな製法で作られた精油をたっぷり使って香り作りをお楽しみください。

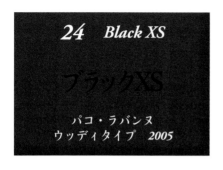

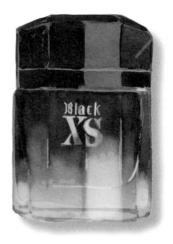

　フルーティノートは、果物の香りのことです。この香りを持つほとんど
の香料は、人工的に作られた合成香料で、香水の原材料として使われる天
然香料の数は、片手で数えても余るほどです。世界中の誰もが好むピーチ
やアップルの香りが、精油として存在しないことに、あなたはもしかした
らお気づきだったかもしれません。

　フルーティノートの合成香料をレシピに組み込んで、最初に大きな成
功を収めたのは、ゲランの香水ミツコでした。1919 年のことです。芳香
分子として最も早く世の中に見出されたもののひとつ、アルデハイド C14
というピーチの香りを持つ香料が使われていることは、この章の「ミツコ」
でも説明している通りです。その後、有機化学の発展と共に、ラズベリ
ーやパイナップルなどの様々なフルーティノートの香料が生み出されて、
1990 年代以降しばらくの間、香水界において果物の香りの大流行があり
ました。フルーツバスケットさながらに、ベリー系の甘酸っぱい果物や、
南国のトロピカルフルーツを思わせるもの、すいかのようにみずみずしく
透明感を持った香りが、香水のレシピに加わるようになるのです。キュー
トなフルーティノートが次々と生み出すカジュアルさのおかげで、香水文
化がまだ十分に根差していなかった日本でも、この頃ずいぶんと香水が受
け入れられるようになったのかもしれません。

　とはいえ、果物の香りが使われたほとんどの香水は、女性向けのもので
した。逆の言い方をすれば、当時、男性向け香水にフルーティノートが使
われることはなかったのです。

	❈ *Pyramide*		❈ *Recipe*		
Top	レモン セージ	オレンジ・ スイート	10%	5滴
Middle	カルダモン ストロベリー グリーンアップル	ダバナ	10%	5滴
		ブルジョン・ド・ カシス	5%	3滴
Last	シナモン パチュリ プラリネ トルーバーム アンバー	シナモン・バット	1%	2滴
		パチュリ	10%	2滴
		クローブ・バット	1%	1滴
		トルーバルサム	10%	3滴
		バニラ・ アブソリュート	1%	1滴

　そんな中で、特徴的にフルーティノートを使った男性向け香水が発表されました。パコ・ラバンヌのブラック XS、調香師は、オリビエ・クレスプ。

　彼は、グルマンノートをはじめて香水界に持ち込んだ張本人で、コーヒーやカカオを香水のレシピに入れて、香りのプロフェッショナル達を驚かせ続けてきた人です。まるで絵を見る人に罠を仕掛けるピカソのように、たっぷりの遊び心をもって香りを創り続けるアーティスト。大祖父の時代からグラース近郊のジャスミンやバラの栽培といった香りのビジネスに携わる家に生まれ、兄弟3人はみな調香師となったという環境から想像すると、彼にとってはどんな香りを作るのもお手の物といったところでしょうか。

　ブラック XS にかけられた罠は、ストロベリーの甘い香りです。香りの全体像は、プラリネというフランス菓子の、ナッツ類がキャラメルにからめられたグルマンな香りと、バランスとコクを与えてくれる、ウッディノートやスパイシーノートで作られています。しかし、ストロベリーが香り始めたところで、使う男性は戸惑いをおぼえます。罠は賭けでもあったのです。誰もが好む香りであることは確かでも、男性たちの定番には、これまでに果実は香らなかったのですから。結局この香水は、テーマをロックとしていて、大胆不敵のリベラルなイメージと意表をついたフルーティノートの起用はうまく重なり合い、大成功を収めることとなりました。そし

て、その発表から3年後に女性向けの香水ブラックXSフォーハーが発表されています。以来、服飾ブランドとして出発したパコ・ラバンヌは、エネルギッシュに自由に生きる若者たちに勇気と自信を与える香りのヒット作をいくつも生み出しています。

　フルーティな香りを持つ天然香料の代表的なものといえばキンモクセイ、ダバナ、ブルジョン・ド・カシス。それらはどれも、希少価値のある高価な精油ばかりです。そのため、これらを使うときには、失敗しないようにと無難なレシピを作りがちかもしれません。しかし、お手本の香水ブラックXSの世界はロックです。ここでは、フルーティノートを使った遊び心あふれるレシピで、ロック精神といったものを表現してみてはいかがでしょう？　いくらか香りの学びを終えて、頭でっかちになってしまったとあなたが感じるのなら、かつて、自由に思うままに香りを作っていた頃の楽しさを思い出してみてください。

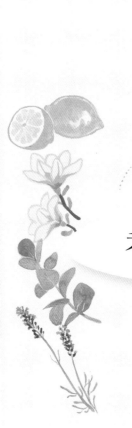

Part 6

香りを実現する

調香師のオルガン

　香水と音楽——この２つがよく似ていることについては Part 3 でも触れましたが、「調香師のオルガン」を取り上げて、さらに詳しく香りと音楽の関係を説明しましょう。

　香水の作り手を調香師と呼びます。香りを組み合わせてもうひとつの新しい香りを作り出す作業が、作曲家の仕事にたとえられるのは、作曲家が鍵盤で音をひろってメロディを作るように、調香師は、香料を並べた机の上で、香りの作品を作り出すからです。

　調香師の作業机には、香料瓶がいくつも並べられ、レシピを書き留めるノート、鼻先で確認するためのムエット（試香紙）などの道具が置かれています。ドレミという音階の鍵盤が香料であり、奏でるメロディや和音を書き留める楽譜が、香料の割合を書いたレシピ表です。このことから、両者が使う用語も共通しています。

例：　　ノート　　　　　　香調　　　　　音符、曲調
　　　　アコード　　　　　調和　　　　　和音
　　　　コンポジション　調合、調香　　作曲

　調香師は、多くの香料瓶からひとつを選び、液体をムエットにとって確認します。いくつもの香りを嗅ぎ比べ、組み合わせを確認して最適なレシピを見つけ出すまで、この作業を何度も何度も繰り返します。ちょうど、作曲家が音をひろってアコードを生み出すように、調香師は、香りのハーモニーを作り出していくのです。

　このことから、香りのメロディを奏でる調香師の作業机は、「調香師のオルガン」と呼ばれます。

　実際にはプロの調香師は、レシピの内容をまず頭の中で組み立てます。やがて香りのシンフォニーを作るために、使用する香りの特徴のすべてを記憶しているので、頭の中で思い浮かべながら選択し、組み合わせて、レシピを書きとめていくのです。こうして作られたレシピは、アシスタント

などによって調合され、
レシピ通りに調合された
作品の香りを、何度も繰
り返しチェックします。
香料の分量や組み合わせ
の試行錯誤を繰り返し、
ひとつの作品のレシピ表
（楽譜）を完成させるの
です。

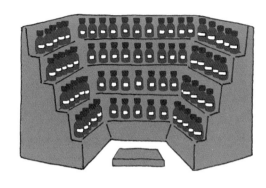

　かの有名な作曲家ベートーベンが、耳が聞こえなくなった晩年に、頭の
中で楽曲を生み出したのとよく似ています。これと共通する逸話もあり、
著名な調香師ジャン・カールは、鼻が利かなくなっても作品を作り続けて
いました。

　新しい香りのメロディを紡ぎだす作業は、ときには数百もの試作が繰り
返されることもあります。調合したあとは、ある程度の時間をおかなけれ
ば本来の香り立ちがわかりません。ですから、時間も必要です。出来上が
った作品をどれほどの濃度にするのか決断するのも、実に根気のいる作業
です。こうしてひとつの香水のレシピが完成されるまで、時には１年以上
がかかることもあります。

　本書では、アロマテラピーで使う精油を使って調香する方法を説明して
きましたので、いつものテーブルに、使う精油とレシピをメモする紙が置
かれれば、これであなたの調香用のオルガンは完成します。調香師のオル
ガンがなくては調香ができないというものではありませんのでご安心くだ
さい。

　忘れないでいただきたいのは、香りも音楽も心で感じるものだというこ
とです。日本の「香道」では、「香りを嗅ぐ」とは言わず、自らが近づき
かすかな表情をもうかがうかのごとく、「香りを聞く」と言います。調香
道具が揃ったら、香りから流れ出る数々のメッセージを聞き取るための安
らかな心を準備して、あなたの香りのハーモニーを紡ぎだす創作活動に取
り組んでください。

香りのオルガンの作り方

　調香に取り組むために、最低限必要な精油の数は、たったの２つ。しかし、あれもこれもと手に入れたくなってしまうのが、香りに魅せられた者のみが知る香りの難点です。

　私は仕事柄、100 を超える精油を揃えていますが、それでも、香りの魅力には太刀打ちできず、今も香りのコレクションは増え続ける一方です。

　精油以外の香料もあわせれば、数え切れないほどですが、そのすべての香料を把握し、どの場所にあるのかを認識しておくことは、仕事のために必須です。

　そこで私が用いるのが、香りのノートと性質によって分類して整理するという方法です。こうすることで、香料を見た目にも理解できるので一石二鳥。

　あなたの手持ちの精油も、香りの性質やイメージ、そして精油のもつ情報によって並べ直して、整理をしてみてはいかがでしょうか。

　「調香」とは文字どおり、香りを調えることです。ひとつひとつの香りの特徴をよく身につけないままでは、２つ、３つ、ときには５つ以上もブレンドして、全体を調えることは不可能です。

　それはちょうど知らない食材を使って料理をするようなもの。出来上がった結果に、偶然の結果を待つ楽しさはあるものの、貴重な精油を無駄にすることは、できれば、なるべく避けたいものです。

　そこで、香りを理解するために役立つ３つの方法を次頁から紹介していきます。

　手持ちの精油をノートごとに並べて、性質やイメージの情報整理が終われば、あなたのオルガンは完成します。数は多くなくても、できれば品質のよい香りをオルガンの鍵盤にして、あなたの美しいメロディを奏でてみてください。

ノートで把握する

　香りの感じ方は、人によって異なります。ときには驚くほど異なる感じ方をしたり、年齢や文化、時代、性別などの条件によっても違いが出ることもあります。しかもその嗜好はファッション同様、移り変わっていくのです。

　そのため、香りのプロフェッショナルたちは、正確にかつ合理的に香りのコミュニケーションをとるために、香りに名前をつけてカテゴリー分けするようになりました。

　ところで、市販されている1つの香水に原材料として使われる香料の数は、50種類、多いものでは100種類以上にものぼるということをご存知でしょうか？

　世界には、多数の香料が存在しますが、これらを嗅覚という感覚の定規を使ってカテゴリー分けすることで、各香料の性質が明らかにされています。香りのプロフェッショナルである調香師たちも、このカテゴリー分けによって無数の香りを整理しているのです。

　カテゴリー分けをすることが、彼らが数多くの中から1つの香りをピックアップしてレシピに加えて組み合わせる、という作業に役立っていることは言うまでもありません。

　カテゴリー分けとは、つまりノートで分類することです。フランスの調香師養成学校での調香指導も、ノートごとに香料を把握させ、その香りを記憶させることから始まります。そのためにも、香りを記憶する第一歩として、ノート名がどんな種類の香りを指すのかを知っていることは必須です。

　同じノートの中でもさらに複数のグループに香りが分類されることがありますので、pp.26-28の精油の分類表をもとに、香りの違いを確認してください。

　なお、成分表は、香りの分析の手がかりのひとつですが、同じ成分で構成されていても、その分量の違いで香りも大きく違ってきますので、分量には特に注目しましょう。

イメージで把握する

　精油が属するノートを確認したあとは、次の順序で精油の性質とイメージを整理しましょう。

1　香りから受ける印象をまとめる

　香りを嗅いだときに思い浮かぶ出来事、思い浮かべる色、甘口か辛口か？　好きか嫌いか？　など、思いつく限りをメモしてみましょう。

2　香りの性質を確認する

　Part 7「精油のプロフィール」を参考にして、精油の性質を確認しましょう。香りから受けるあなた自身の個人的な印象と、一般的にもたれる印象は違うこともあります。また、国や文化が違えば香りのもたれるイメージも変わります。

3　イメージパレットで香りのイメージを確認する

　香りのイメージパレットと精油のイメージパレットを用いて、香りのイメージを診断しましょう。その香りの表現方法や、どのパーソナリティと結びつきが深いのかを知ることは、香りのイメージを把握するのに役立ちます。

4　比較して香りの違いを確認する

　同じカテゴリーに属する香りは、香りの性質が似ているため、微妙な違いを把握するのが難しいものです。

　そこで、1つの香りだけを分析するのではなく、2種類以上を同時にムエットにとって香りを比べてみてください。2種類以上の香りを比べたときに、嗅覚はより明確にその違いと特徴を感じとり、香りの詳細を分析しやすくなります。

インパクトと持続性で把握する

　調香に使用する香りをどのような割合で処方すればよいのかは、何度か香りを組み合わせる経験をする中で、自然と勘のようなものが身についていくものです。しかし、貴重な精油を無駄にしないためにも、ときには、下表のように、香りのインパクトや持続性を分析して、具体的に香りを観察してみることをお勧めします。

　香りの感じ方は、各人で違いますので、分析結果も人それぞれに異なることがあります。自分の分析表として、感じたとおりにメモをして、観察することが大切です。

香りのインパクト

　ムエットを2本用意して、2種類の香りをそれぞれにとり、それぞれの香りのインパクト（香りを最初に嗅いだ時の香りの強さ）の強弱を" < "あるいは" > "を用いて記しましょう。

　　例：香料Aが香料Bよりも強く感じたとき、下のように > を記入します。

A　　　**>**　　　**B**

香りの持続性

　分析したい香料の数の分だけムエットを用意し、香りをそれぞれにとり、時間が経ってからの香り方を観察します。下の表のように香料名を記入して香りの持続性を確認します。

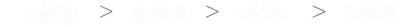

オルガンを使って調香する

　ノートごとの並び替えをし、各精油のイメージと情報の整理を終えたら、オルガンという楽器を目前にして、次は、どのようなメロディを作るのかを考える作業に移ります。つまり、作りたい香りのレシピを考えるのですが、ここでは、あなたの作りたい香りがどれほどはっきりとイメージできるかがポイントになります。

　イメージを膨らませて、どんな香りを作りたいかを考えてください。豊かな想像力をもって、香りを思い描くことこそ、香り作りにもっとも大切なことです。

　実際にレシピを作る際には、Part 7「精油のプロフィール」を参考にして、それぞれの精油の特徴をおさえ、必ずひとつひとつの精油をムエットにとって香りを確認しましょう。

　レシピ作りの腕をあげたい方にお勧めする方法は、香り作りをたくさん経験することです。

　ローズ、レモン、ネロリといった香りの扱い方を覚えることは、ちょうど塩、砂糖、トウガラシといった食材の扱いを知ることと似ています。たとえば、目の前のお皿にある料理に、果たして砂糖が使われているのか？ トウガラシが入っているのか？ さらに、その料理の中に何がどれだけ使われているか？ ……このことは、料理（調香）を繰り返すことで、容易に見当がつくようになります。

　短期間で香り作りの腕をあげたいのなら、香りを作るたび、レシピと、そのレシピで作られた香りを見比べて、じっくりと分析してください。

　ときには、これまでに作ってきたレシピと香りを振り返ったりして、合理的に、よりよい香りの構成を練り直す作業も必要です。

「目指すべき香り」とは？

　調香の道具が揃っていれば、誰にでも香りを作ることは可能ですが、美しくオリジナリティに富んだ香りを作るためには、豊かな想像力をもって作業に取り組むことが大切であることは、すでにお話ししたとおりです。

　ここでは、香りを作る楽しさだけでなく、どのようにしたら、美しく心地よい香りや思い描いたとおりの香りができるのか、調香のテクニックについて説明しましょう。

　テクニックを高める最も重要な鍵となるのは、「目指すべき香り」を明確にすることです。では、目指すべき香りとは何でしょうか？

　この答えを得るために、下に香水の条件を示します。

　これらの条件を満たしたとき、その香りはひとつの芸術作品とみなされます。香りに限らず普遍的な美しさをもつ絵画などの名作は、しばしば、下に書かれた条件が満たされているものです。自分の好みを指針とするだけでなく、出来上がった香りの出来栄えを確認する際に、香水の条件の内容と照らし合わせてみてください。

1　美しい香りであること
　　生理的に気持ちのよい香りであるか？

2　香りに特徴があること
　　個性をもち、他とは違う特徴をもっているか？

3　香りの調和がとれていること
　　完成された作品としてのバランスがとれているか？

4　香りに拡散性と持続性があること
　　香りに広がりがあり、ゆっくりと香りを
　　楽しめるだけの持続性があるか？

嗅覚の磨き方

ここまで、調香法やそのテクニックについて説明をしてきましたが、調香作業において最も重要な道具となる嗅覚を磨くために、いくつかの方法を提案したいと思います。

なぜなら思いどおりの香りを作るのには、嗅覚を磨き、香りを知り、香りを操るための嗅覚にまつわる準備をしておくことが、非常に大切だからです。

人間の嗅覚は、磨けば100倍もよくなるといわれますが、このことは、普段の生活の中で、私たちが思いのほか嗅覚機能を活用していないことを証明しています。

そこでぜひお勧めしたいのが、普段の暮らしの中で香りを意識して生活するということです。おいしいものをいろいろ食べることで、味覚が磨かれるのと同じく、世の中にある数々の香りを堪能して香りの感覚を磨きましょう。

嗅覚を磨くことは、調香技術の向上のためだけではなく、暮らしに潤いを与えてくれることもお伝えしておきましょう。

たとえば、ワインの専門家であるソムリエまでとはいかなくても、違いや風味の奥深さを感じ取る喜びを味わうことができるようになりますし、香りを意識して暮らし始めると、これまでに気がつかなかった思わぬ発見をすることがあります。

しかし、香りのないコーヒーや、焼きたての芳ばしさを放たないクロワッサンを想像しただけでも、香りのない人生はなんと味気ないものでしょうか。嗅覚とは、五感の1つ。生きるために欠かせない感覚です。他の感覚も連動して共感覚を生み出す魔法のような感覚でもあるのです。

その嗅覚を磨くのは、人生を楽しみ、様々な経験をし、上質の香りを体験することです。そして、それはそのまま、香り作りにおいてのセンスを磨くことにも繋がるのです。

オリジナルの処方で香りを愉しむ

　本書では、精油を使った調香法を様々な角度から説明してきましたが、香り作りの楽しさと同時にお伝えしたいのは、自分で作った香りを活用してその香りを愉しむことの喜びです。

　調香レッスンを通して作ったあなたのオリジナルレシピがあれば、それをもとに、あなただけの香りのアイテムを作ることができます。
　精油の希釈率をもとにして、レシピ表を作り直しておけば、希釈していない精油でその香りを調合することもできるのです。

　すべての精油が 10% の希釈率の場合には、レシピ表の書き換えは不要です。

　◎ 5% の希釈率の精油を用いた場合には、滴数を半分にします。
　◎ 1% の希釈率の精油を用いた場合には、滴数を 10 分の 1 にします。
　◎ 全体の滴数にあわせて、レシピの各精油分量を計算し直します。

　香料専門家の間では、通常、香料はキロ単位で流通していますので、調合香料のレシピを作る際には、合計数が 1000 になるようにします。こうすることで、1 キロ単位のレシピ表が完成するからです。
　また、合計を 100 としてレシピを作る方法もあります。100 をめざして作ったレシピでは、調合香料内に使われる各香料のパーセンテージがわかるので便利です。

　あなたのオリジナル処方の香りを愉しむ方法はいろいろありますが、大きく分ければ、「身に纏う香水として愉しむ」、「香りの小物を作って愉しむ」、「アロマテラピーに活用して愉しむ」、という 3 つになるでしょう。
　なかでも、オリジナル処方で出来上がった香りそのものを最も忠実に楽しめるのが香水類です。精油をアルコールや精製水で希釈するだけで作ることがで

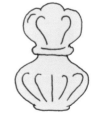

きますので、基材の影響を受けることなくレシピどおりに香り立つのです。そして、それは、天然の香り、しかも自分だけのオリジナル香水です。その香りを纏う喜びと自分の手で作ったという充実感や安心感は、あなた自身が感じているのではないでしょうか。そもそも香水は、身だしなみを整えたり、自分を表現、主張するために纏うアイテムとして使われたり、時には周りの人によい印象を与えるマナーの１つとして用いられたりと、使う目的が各人によって異なります。あなたが香水に期待する効果を発揮してくれそうなレシピを選び、密閉性の高いガラスの容器でオリジナル香水を完成させてください。

　なお、練り香水として楽しむ方法もありますが、制作中に加熱されるため、熱に弱い精油を使ったレシピには向きませんのでご注意ください。

　２つ目の愉しみ方、「香りの小物を作って愉しむ」方法は、香りのサシェ（小袋）やフレグランスキャンドル、香りの石鹸などを作って、オリジナル処方の香りを実用的に愉しむという方法です。サシェは、やわらかな布などを詰めた小袋を用意して、これにオリジナルの香りを数滴落として作り、バッグやクローゼットに入れたり、車や玄関口などに置いて楽しみます。フレグランスキャンドルは、火をつけてしばらくすると芯の周囲が溶け始めますので、ここにオリジナルの香りを数滴垂らして作ります。香りの石鹸は、オリーブオイルなどで作る手作り石鹸の材料の１つとして、オリジナルレシピの香りを用います。これらの香りの小物は、作るのも楽しいですし、また、これを誰かにプレゼントすれば、心を込めて作られた贈り物として喜ばれるに違いありません。

　３つ目のアロマテラピーに活用する方法については、ディフューザーで香りを部屋に拡散させたり、バスオイルとして風呂の湯船に垂らしたり、マッサージオイルなどのレシピに使ったりと、実に数多くあります。本書では、香りの効能には触れずに進めてきましたが、調香テクニックが身につけば、効能を重視しつつ心地のよい香りを作ることは難しくありません。アロマテラピーアイテムとしての目的にかなうオリジナルレシピを用いて、より効果的なセラピーを実現させてください。

天然香水を作る

| 用意するもの | スプレー式香水瓶など、ビーカー、スポイト、ムエット、レシピ表 |

使い方

　天然香料の性質上、肌によくない影響を与えると考えられるときには、肌の上に直接つけないで、洋服やマフラーにつけたり、来客時に玄関口にスプレーするなどして楽しむことをお勧めします。本書ではあらゆる精油を用いてレシピを紹介していますので、香水に限らず作った香りのアイテムは、各自の責任でお使いください。

作り方

① 調香レッスンで作ったレシピを合計100滴になるようにレシピを計算し直します。
② 精油原液で制作する場合には、各精油の希釈率から、実数を計算します。
③ 調香作業にとりかかります。
④ 調合した香料に、無水エタノールを加えます。
⑤ 希釈した液体をスプレー式香水瓶など、お好みの器に入れます。
⑥ 香水瓶の蓋をして、よく振ってからムエットにスプレーして香りを確認します。
　これで、天然香水の完成です。

ポイント1	アルコール臭が強すぎて気になるようでしたら、精製水を入れれば少しは緩和されますが、香りが変質しやくなるので、なるべく避けるようにします。
ポイント2	希釈の分量は、次頁の香水類の説明を参考にしてください。
ポイント3	作った香りはすぐに使い始めることもできますが、一昼夜置くと、香りが落ちつきます。特にシプレ、フゼア、オリエンタルタイプの香りは、時間を置いてから使用しましょう。香りがなめらかになり、安定します。

香水の種類について

　香水といっても、その種類はさまざまです。ご自身で調合した香料をエタノールで希釈することにより手作りの天然香水は完成しますが、それをどのように希釈するかで、トワレやコロンに作り分けることができます。

　同じレシピでも、濃度によって印象がまったく変わりますので、ぜひ、希釈率を変えて香りをお楽しみください。

　下の表は、それぞれの香水の種類（アイテム）の濃度の目安を表したものです。

アイテム名		香料濃度	香りの持続時間
Parfum	パルファン	約20〜30%	6時間以上
Eau de Parfum	オードパルファン	約10〜20%	5時間くらい
Eau de Toilette	オードトワレ	約5〜10%	3時間くらい
Eau de Cologne	オーデコロン	約2〜5%	1時間くらい

　市販されている香水の成分も、香料とアルコール、そして水です。

　その大部分はアルコールで、水はほとんどの場合、5%未満しか使われません。

　また、香料濃度は香水によってまちまちですので、たとえば、香料濃度10%のトワレがあったり、12%のトワレが存在したりもします。

　表をご覧になればおわかりのとおり、香料濃度が高いものほど香りが持続します。

　調香レッスンのレシピどおりに希釈して調合したものは、およそオードパルファンからオードトワレの濃度ですが、これと同じレシピに無水エタノールを同量加えて濃度調整し、オーデコロンを作ることもできます。天然香料のみで作った香りの場合には、香料の性質上、香りの持続時間が市販の香水とは異なりやや短くなりがちです。この表では、市販されている香水の香料濃度をもとに説明しています。あくまでも目安としてお使いください。

練り香水を作る

用意するもの　練り香水を入れる器、ビーカー、スプーン
ホホバオイル 20ml、ビーワックス 5g、レシピ表

使い方

　天然素材だけで作る練り香水は、ほのかな香りを楽しむことができる
素敵な香りのアイテムです。お気に入りの器に詰めて気軽に持ち歩け
るのも、練り香水のよさ。手首や耳元になでるようにのばして、香り
を楽しみます。香水と同じく、直接肌につける場合は、安全性に充分
に注意を払って材料となる精油をお選びください。ランプなどの温度
の高い場所につけて、練り香水のほのかな香りを楽しむこともできま
す。

作り方

① ホホバオイルとビーワックスをビーカーに入れる。
② 水を張った鍋に①を入れて熱する。
③ ビーカーの中身が溶けたら鍋から出し、精油を 10 〜 20 滴分入れる。

　熱を加えて作りますので、熱に弱い精油には不向きです。オリジナル
レシピを練り香水に活用する場合、精油の安全性を確かめて、使用す
る分量を調整することをお勧めします。また、アルコールが含まれて
いない精油を用いるようにしてください。精製されたビーワックスを
用いれば、香りにも影響が少なく、滑らかな練り香水が完成します。

　これまで、レシピ作りのコツや注意点を説明してきましたが、最後にどのようにしてひとつの香りを作るのか、具体例をあげて紹介します。

　一人の女性の振る舞いが、調香師のイマジネーションの源になった香水もあれば、自然の映し出す美しい情景から作り出された香りや、愛や喜びといった感情から生まれた香りもあります。

　ここでは、私の体験したひとつの香りが誕生したきっかけを例に、調香に取り組む上でのアイデアをお伝えできればと思います。

　香りは表現手段のひとつです。私は、ある女性への感謝の気持ちを「香り」に託して、ひとつの香水を贈ることにしました。

　ここに記すのは、そのときの思い出と、新しく誕生した香りの物語です。

香りが作られるまで

　パリのリュクサンブール公園の南にある彫刻美術館で、ある展覧会のオープニングパーティが開かれました。展覧会を企画したのは親類の女性で、招待状が届いたので出かけたところ、彼女はあわただしい中、私に歩み寄り、近いうちに食事に招くから、ぜひ来てほしいと誘ってくれました。

　それから半月ほどがたった頃、私は彼女のアパルトマンにでかけ、そこで忘れられない時を過ごしました。

　その夜はあいにくの雨で、一緒に招かれた親戚たちと、言葉少なく慎重に、散り始めた枯葉が重なった暗がりの道を行き、ようやく辿り着いたビルの最上階にある彼女の部屋は、静かなオレンジ色の明かりが灯って、ゆったりとした音楽が流れていました。クリーム色の壁と絨毯。壁には彼女の仕事にふさわしく、リトグラフやデッサン画、地図やモノクロ写真などが、絶妙なバランスで飾られ、多数の美術書が、本棚とテーブルの上にきれいに整頓されて置かれていました。

　「アペリティフには、おいしいシャンパンを」

　そういって彼女がグラスに注ぐと、ちょうど同時に、窓から入り込むエッフェル塔の青い光が壁にチカチカと映しだされました。

　1時間に一度、星がちりばめられたように光を放つエッフェル塔を眺

めながらグラスを傾け、こうして秋の日曜の夕食にふさわしい料理のもて
なしが始まりました。

　この日のメニューは、前日まで仕事でバルセロナにいた私のために、
彼女がアレンジしてくれたスペインにまつわるものばかり。そのことは、
何よりも私を感動させましたが、メニューの選び方と食材の組み合わせは
彼女の繊細な感覚を証明するがごとく素晴らしく、私は、おなかも心も満
たされて、テーブルでの時間を満喫したのです。

　最初は温かなスープ。きのこがふんだんに使われて、口に含むと、贅
沢な秋の森の香りが鼻の奥を通り抜けました。舌の上で感じるふんわりと
やわらかなスープのテクスチャーは、ちょうど毛糸のセーターのように温
かく身体を包んでくれるような感触でした。

　専門店で仕入れてくれたベロッタハムはスペイン産で、塩気が少なく
独特な風味。うま味が凝縮されたハムに合わせて、ボルドー産のムリーと
いう格別なワインが選ばれていました。濃縮した味わいが広がる口の中に、
森の中の佇まいを感じさせるワインのアロマが組み合わさると、なぜかと
たんに懐かしい気持ちにさせられました。深いけれど、はかない後味。添
えられたシンプルなボイルドポテトを時々ほおばり、味覚をニュートラル
に戻してから、またベロッタハム、ワイン、と繰り返したのです。

　ワインは昔の貴族のように、足のない小さなお猪口のようなグラスに
注がれて、飲み干したグラスのデザインに見とれていると、そこには薔薇
の香りがありました。それは、しおれる寸前の咲き盛りを過ぎた、控えめ
な優雅さをもつ香りでした。

　ハムのあとに出されたサラダは、ハムの味の印象を壊さぬよう、ビネ
ガーなしのドレッシングが絡められた彼女の傑作。ドレッシングのオイル
には、細かく砕かれたブラックペッパーとベイローズが混ぜられていて、
シンプルでありながらも、スパイスが舌の上で弾け、ピリピリとした刺激
がしばらく続いたのが印象的。

　しめくくりのデザートは、スペイン産の乾燥イチジクを材料にした、
これも彼女ご自慢のオリジナルレシピのフロマージュ・ブランでした。朝
から濃厚な生クリームの中に寝かせて作られていて、濃密なイチジクの味
がクリームとよく溶け合い、舌触りもとても滑らか。おいしくてたっぷり
おかわりしたほどです。

食後には、モロッコから持ち帰ったという、彼女いわく、「スパイシーな香りもする」レモンバーベナのハーブティをいただきました。

　アペリティフからハーブティをいただくまでの間、彼女の部屋の外に見えるエッフェル塔からは青い光が３回も放たれました。そのたび、窓際に近寄り、まるで宙に浮かぶようなその姿を間近で見ると、雨でぬれた窓は、光を反射して一層明るくなり、その夜の印象的な情景を映し出しました。

　テーブルでは、彼女に尋ねられて、調香師の仕事について話し始めると、好奇心旺盛な彼女の質問攻めに合い、私はそれに１つずつ答えたのですが、その時の熱心に耳を傾ける表情がこれまでに見たこともないほどイノセントで、彼女の新しい一面を垣間見た気がしたものです。

　たっぷり一緒に過ごした喜びをお礼の言葉にしようと思って、帰り際、彼女に話しましたが、言葉ではいいつくせない思いがたくさんあってもどかしくなりました。

　そんなことで、このときの気持ちを香りに託して、彼女にプレゼントしてみようと思いつき、この夜の思い出を香りで表現してみることにしたのです。

1　使う香料を考える

　一番印象に残ったのは、心を込めて組み立てられたメニューそのものですが、なかでも、イチジクのジャムのように濃厚な香りとミルクの甘い香りです。

　他には、ブラックペッパーとベイローズのピリッとしたスパイス、ワインのコップに残った咲き盛りを過ぎた大輪の薔薇を思わせる香り。

　ワインから与えられた、森の中に身を置いたときのような感覚。

　きのこのスープ。

　そして、ベロッタハムの濃厚なうま味。

　これらを、彼女が作ってくれたように心を込めて、ひとつの香りとして組み立て、その夜の思い出を綴ってみようと考えました。

2　香りのタイプを決める

　先にあげたリストのうち、すべてを香りに置き換えて使うことを前提としたとき、全体をうまくまとめてくれる香りを選び出し、そこから香りのタイプを決定します。この場合、私はイチジクとミルクとバニラの甘い香りの組み合わせを選びました。

　デザートは、食事全体の印象を決める大切な役目を果たすといわれますが、その日の食事も、このデザートによって、メニュー全体が見事にまとめられ、しめくくりとして最高の、しかも印象的なものでした。

　そこで、デザートを髣髴とさせるバニラの香りに、パチュリを組み合わせることでアコードが誕生するオリエンタルタイプの香りを作ることに決定。

　オリエンタルタイプの香りとなるように、その他の香りをバランスを考えながら加えていくことにします。

3　レシピを考える

　オリエンタルタイプにするので、中心に使う香りは、バニラとパチュリです。ここに、森の中にいるような湿った空気や枯葉が重なった茶色の地面を思い起こさせるような香り、オークモスを加えます。

　オークモスは、わずかな分量を使うことがポイントです。希釈する際にも 10% ではなく 1% にして、さらに、レシピ内の分量にも注意します。

　オークモスとパチュリは、ウッディノートの中でも、包容力のある温かさを感じさせるヒューミッドとモッシーにカテゴリー分けされているので、相性もよく、また、森の中やきのこのイメージを表現するのにもぴったり。ワインの香りにも、森の中の香りがありました。

　ベロッタハムのうま味をラブダナムの深みのある香りのイメージに置き換えて、これも少し加えることにします。

　ラブダナムとバニラが混じりあうことで、実は、「アンバーノート」のかけらが出来上がります。ここでは、香りにより深みをもたらすことを目的に、ラブダナムを用いることにします。ちなみに、これら 2 つにオポポナックスという、これもまた深みのある香りが加わると、一味違うモダン

なアンバーノートが完成します。

咲き盛りの時期を過ぎた薔薇の香りも忘れられません。

ブルジョア階級の裕福な家庭で育った彼女の品のよさは、出された食器やワイングラスの１つ１つにも語られていました。薔薇の優雅な香りは、そんな彼女の控えめな高貴さを表すのに欠かせません。しおれる寸前の大輪の薔薇の花をイメージするのならば、薔薇のアブソリュートの香りです。薔薇の香りが加わることで、全体のイメージにも、華やかさと女性らしさが加わります。

ここまで、数々の香りが登場しましたが、ここで一度、全体的なバランスを確認してみましょう。

オリエンタルの香りが基調であり、深みを増していく秋の森の色を表すかのようなオークモスやラブダナムの香りを用いて、香りに深みやボリュームを出しました。そこに、ローズ・アブソリュートで控えめな優雅さを添えます。これらの香りにまとまりをもたらすために、トンカビーンを使うことにします。

トンカビーンの香りは、クマリンという芳香分子で大部分が構成されており、独特なコクのような厚みを香りに与えます。彼女が好きな香水ブランド、ゲラン社でも、クマリンが使われた香水は多く、ゲラン特有の香り──ゲルリナードと呼ばれるアコードを構成する香料の１つがこのクマリンです。

そこで、彼女の好みに合わせて、トンカビーンを少々使用してみることにしました。最後に、スパイスをほんの少し、アクセントのように加えます。

サラダのドレッシングに使われていたスパイスには、ベイローズとブラックペッパーの２種類がありましたが、ピリッとした印象がぼやけないように、ここでは、ブラックペッパーは使わず、ベイローズのみを用いることにしました。

ベイローズを選んだのは、なんといっても彼女のお料理の中で、ベイローズを使ったサラダの印象は格別に強く、彼女が一番熱心に語ってくれたご自慢のレシピだったからです。

そこで、ベイローズをトップノートの部分に香らせるべく、思い切って多めに使うことにしました。ベイローズはスパイシーノートの香りですので、ピラミッドでは下の方に位置しますが、構成する芳香分子には、レモ

ンにも存在するリモネンが10%ほど存在しています。

　このことから、レモンの香りを加えて、ベイローズの香りをトップに浮き立たせる効果を狙います。

　こうして、この日のテーブルに並んだお皿から立ち上ったアロマは、1つの香水瓶につめられることになりました。彼女がそのあと香水瓶の蓋を開けるとき、果たしてあの日のひとときを思い出してくれるでしょうか。

Recipe

レモン	10%	8 滴
ローズ・アブソリュート	10%	10 滴
ベイローズ	1%	40 滴
パチュリ	10%	12 滴
オークモス	1%	1 滴
ラブダナム・レジノイド	1%	12 滴
バニラ	1%	12 滴
トンカビーン	1%	5 滴
	計	100 滴

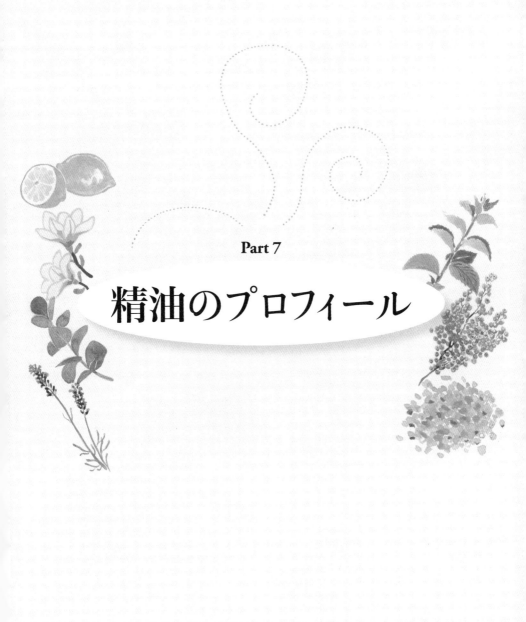

Part 7

精油のプロフィール

精油の一覧

　各ノートに分けて精油のプロフィールを紹介します。

　精油の性質で、トップ、ミドル、ラストの3地点に分け、さらに香りのノートごとに分けて説明しています。香りのノート内でも、特徴によりグループ分けをして列記しました。

　各精油のトップからラストの位置は、すべての精油をカテゴライズするために定めたものです。処方によっては、ピラミッド位置の別の場所で香り立つこともありますので、あくまでも目安としてお考えください。

　完成させたレシピを、香りのアイテムとしてお使いになる場合には、光毒性などの精油の危険性についても充分に考慮してください。使用目的によっては留意すべき必要のあるアレルゲンをあげ、それらを含む主な精油を、次頁にまとめています。

ノート別の並び順

トップノート	
シトラス	フレッシュ
	フルーティ
アロマティック	レモン
	ミント
	アニス
	ハーバル
	カンファー・シネオール
	リナロール

ミドルノート	
フローラル	ローズ
	スイート
	オレンジフラワー
	グリーン
	パウダリー
グリーン	

フルーティ	

ラストノート	
スパイシー	ホット
	クール
	エキゾチック
ウッディ	ドライ
	ヒューミッド
	フレッシュ
	スモーキー
	バルサミック
	モッシー
レザー	
グルマン	
アンバー	バルサミック
	バニラ
パウダリー	
ムスキー	

※フゼア、シプレ、オリエンタルノートは、複数のノートの香料が組み合わさって作られるため、ここでは掲載しません。

精油に含まれるアレルゲンにより
肌への刺激などの注意を要するもの

アレルゲン名	代表的な天然香料
アニスアルコール	アニス、スターアニス
イソオイゲノール	イランイラン、チュベローズ、ナツメグ
オイゲノール	クローブ、オールスパイス、シナモン、バジル、ローレル、ローズ、ジャスミン、チュベローズ
クマリン	トンカビーン
ゲラニオール	シトロネラ、ゼラニウム、ネロリ、プチプレン、ローズウッド
サルチル酸ベンジル	イランイラン、ジャスミン、ナルシス
シトラール	オレンジ・スイート、ジンジャー、ゼラニウム、プチグレン、ベルガモット、メイチャン、ライム、レモン、レモングラス、ローズ
シトロネロール	シトロネラ、ゼラニウム、ユーカリ、ローズ・オットー
ケイ皮アルコール	スティラックス
ケイ皮アルデヒド	シナモン
ファルネソール	イランイラン、オレンジ・ビター、チュベローズ、ネロリ、ローズ
安息香酸ベンジル	イランイラン、シナモンリーフ、ジャスミン、チュベローズ、ナルシス、ベンゾイン、ローズウッド
ベンジルアルコール	ジャスミン、ナルシス、ローズ
ケイ皮酸ベンジル	スティラックス、ベンゾイン、ペルーバルサム
リナロール	イランイラン、クラリセージ、コリアンダー、シトロネラ、シナモン、ジャスミン、ジュニパー、ゼラニウム、チュベローズ、ネロリ、バジル、フェンネル、プチグレン、ペパーミント、ホーウッド、マージョラム、ローズ、ローズウッド、ローズマリー、ローレル
リモネン	オレンジ、グレープフルーツ、プチグレン、ベイローズ、ペッパー、ベルガモット、マンダリン、ライム、レモン

※ 以上のアレルゲンリストにオークモスとツリーモスが加わります。

トップノートの精油

シトラス

フレッシュ

オレンジ・ビター
Citrus aurantium ミカン科

部位 **果皮**　製法 **圧搾法**　形態 **オイル—淡黄色**　主産地 **イタリア、アメリカ**

希釈率 **10%**　　成分 **リモネン、ミルセン、オクタナール**

参考香水 **オー・デ・メルヴェイユ / エルメス**

フレッシュでビター。辛口のシトラスの香りに仕上げたいときや、さっぱりとしたトップノートが欲しいときに重宝する。光毒性があるため、使用量や使用方法に充分に気を配る必要がある。

セドラ
Citrus medica ミカン科

部位 **果皮**　製法 **圧搾法**　形態 **オイル—淡黄色**　主産地 **フランス、イタリア**

希釈率 **10%**　　成分 **リモネン、β-ピネン、γ-テルピネン、ゲラニアール**

参考香水 **オー・デ・フルール・セドラ / ゲラン**

フランスのコルシカ島の特産物で、1900年代初めには、セドラピールのジャムや砂糖漬けが世界中に輸出されていたという歴史がある。南フランスのさわやかな風と地中海の空気を感じさせるフレッシュシトラスノート。

ベルガモット
Citrus bergamia ミカン科

部位 **果皮**　製法 **圧搾法**　形態 **オイル—淡黄色**　主産地 **イタリア、コートジボワール**

希釈率 **10%**　　成分 **リモネン、リナロール、酢酸リナリル**

参考香水 **デューン / ディオール**

爽やかさと同時に存在する穏やかなビターな表情が特徴。フレッシュなトップノートの香りとして、男女問わずに好まれるとても便利な香料。タイプの種類にかかわらず、調和させやすい香り。

ライム   *Citrus aurantifolia* ミカン科

部位　**果皮**　製法　**圧搾法、水蒸気蒸留法**　形態　**オイル—淡黄〜淡緑色**
主産地　**メキシコ、アメリカ**

希釈率　**10%**　成分　**リモネン、β‑ピネン、γ‑テルピネン**

参考香水　**ゲラン・オム / ゲラン**

　クールな表情をもつ、男性的な印象の柑橘系。フランスでは「緑色のレモン」
とも呼ばれる。くっきりとした辛口のシトラスノートが欲しいときに。

レモン   *Citrus limon* ミカン科

部位　**果皮**　製法　**圧搾法**　形態　**オイル—淡黄色**　主産地　**イタリア、コートジボワール**

希釈率　**10%**　成分　**リモネン、β‑ピネン、γ‑テルピネン**

参考香水　**オードコローニュ・インペリアル / ゲラン**

　清潔感溢れるさっぱりとした香りは、シトラスノートの代表格。フレッシュで
クリアなイメージの香りを作るためには、鮮度の高い精油を用いることが肝心。

フルーティ

オレンジ・スイート   *Citrus sinensis* ミカン科

部位　**果皮**　製法　**圧搾法**　形態　**オイル—淡黄色**　主産地　**イタリア、ブラジル**

希釈率　**10%**　成分　**リモネン、ミルセン、リナロール、α‑ピネン**

参考香水　**オードランジュヴェルト / エルメス**

　誰からも好まれる甘酸っぱいフルーティなシトラスノート。シトラス系の中で
も持続性はやや高く、穏やかな香り。様々なノートとの相性がよいことから、
香水にも頻繁に使用されている。

グレープフルーツ   *Citrus paradisi* ミカン科

部位　**果皮**　製法　**圧搾法**　形態　**オイル—淡黄色**　主産地　**メキシコ、アメリカ**

希釈率　**10%**　成分　**リモネン、ミルセン、α‑ピネン、ヌートカトン**

参考香水　**ハッピー / クリニーク**

　ジューシーで甘酸っぱく、くっきりとした印象。明るく溌剌としたイメージが
あり、軽やかなトップノートを作り出す。

タンジェリン

Citrus reticulata Blanco var. *tangerine* ミカン科

部位 **果皮**　製法 **圧搾法**　形態 **オイル—淡黄色**　主産地 **イタリア、ブラジル**

希釈率 **10%**　成分 **リモネン、ミルセン、γ-テルピネン**

参考香水 **ロンドン / バーバリー**

マンダリンによく似たフルーティシトラスノートが特徴。太陽の光をたっぷり
と浴びた果実から得られる香りは、どの精油とも相性がよく、やさしく元気な
イメージを出したいときに重宝する。

マンダリン

Citrus reticulata Blanco ミカン科

部位 **果皮**　製法 **圧搾法**　形態 **オイル—黄色、緑色、オレンジ**
主産地 **イタリア、スペイン**

希釈率 **10%**　成分 **リモネン、γ-テルピネン、α-ピネン**

参考香水 **ミス・ディオール・シェリー / ディオール**

男女、年齢問わずに好まれ、あらゆる香りと相性がよい柑橘の香り。穏やかで
癖が少ないため、どんなタイプの香りにもトップノートとして活用することが
できる。イエロー、グリーン、レッドの3種類があり、香りに微妙な違いがある。

ユズ

Citrus junos ミカン科

部位 **果皮**　製法 **圧搾法**　形態 **オイル—淡黄色**　主産地 **日本**

希釈率 **10%**　成分 **リモネン、ミルセン、γ-テルピネン**

参考香水 **ユズ・マン / キャロン**

香水の原料としても使われる日本を代表するシトラス。凛とした爽やかさと
ユズ特有のジューシーさが特徴。近年、ヨーロッパの香水にも頻繁に使用され
るようになった。

アロマティック

レモン

シトロネラ

Cymbopogon nardus イネ科

部位 **全草**　製法 **水蒸気蒸留法**　形態 **オイル—黄色**　主産地 **スリランカ**

希釈率　10%　　　成分　ゲラニオール、カンフェン、リモネン

参考香水　バジル / マーク・ジェイコブス

　レモンのような爽やかさとハーバルな清々しさが入り混じったアロマティックノート。ジャワ産（*Cymbopogon winterianus Jowitt*）は爽やかさに馥郁としたフローラル調の香りが加わる。

プチグレン・シトロニエ　　　　　　　　　　　　　*Citrus limon* ミカン科

部位　葉　製法　水蒸気蒸留法　形態　オイル—淡黄色　主産地　イタリア

希釈率　10%　　　成分　リモネン、ミルセン、ゲラニアール

参考香水　ローズ・アンノワール / ミラー・ハリス

　レモンの葉から抽出されたシトラス調のアロマティックノート。レモンのフレッシュさと同時に香る、瑞々しく透明感のあるハーバルな印象が特徴。

メイチャン　　　　　　　　　　　　　　　　*Litsea cubeba* クスノキ科

部位　全草　製法　水蒸気蒸留法　形態　オイル—淡黄色　主産地　中国

希釈率　10%　　　成分　ゲラニアール、ネラール、リモネン

参考香水　メディテラネオ / カルトゥージア

　レモンのようなシトラスノートをもち、クリアな印象を与えてくれる。レモンよりも爽やかな香りが長続きするのも特徴。

メリッサ（レモンバーム）　　　　　　　　　*Melissa officinalis* シソ科

部位　全草　製法　水蒸気蒸留法　形態　オイル—橙色　主産地　フランス

希釈率　10%　　　成分　ゲラニアール、ネラール、β - カリオフィレン

参考香水　4711 アクアコロニア・メリッサ＆バーベナ / モイラー＆ヴィルツ

　透き通ったレモン様の爽やかさをもちながらも深みのある香り。繊細かつ複雑な表情をもつデリケートな香りであることから、本来の香りを活かした調香がのぞまれる。

レモングラス　　　　　　　　　　　　　*Cymbopogon flexuosus* イネ科

部位　全草　製法　水蒸気蒸留法　形態　オイル—淡黄色　主産地　グアテマラ

希釈率　10%　　　成分　ゲラニアール、ネラール、酢酸ゲラニル

参考香水 タイ・レモングラス / パシフィカ

ハーバルさとレモンの爽やかさをあわせもった香り。ボリュームのあるレモン様の香りがほしいときに大変便利。*Cymbopogon citratus* はよりシトラスが強く感じられる。

ミント

ペパーミント　　　　　　　　　　　　　*Mentha piperita* シソ科

部位　全草	製法　水蒸気蒸留法・溶剤抽出法	形態　オイル、アブソリュート─無色
主産地　アメリカ、イタリア		

希釈率　10%	成分　メントール、メントン、リモネン

参考香水　ゼラニウム・プール・ムッシュー / エディション ドゥ パルファン フレデリック マル

種類は豊富でも、どのミントもメントールなどによる特有の清涼感が共通している。正反対の性質の香りと組み合わせれば、ユニークな香り作りを楽しめる。

スペアミント　　　　　　　　　　　　　*Mentha spicat* シソ科

部位　葉	製法　水蒸気蒸留法	形態　オイル─淡黄色	主産地　インド

希釈率　10%	成分　カルボン、リモネン、メントール

参考香水　ヴァージン・ミント / キャロリーナ・ヘレラ

チューインガムを思わせる鋭い爽やかさが特徴。辛口のクール感を持つ、オリジナリティのある香りを創りたいときに役立つ。

ハッカ　　　　　　　　　　　　　　　　*Mentha arvensis* シソ科

部位　葉	製法　水蒸気蒸留法	形態　オイル─無色
主産地　日本		

希釈率　10%	成分　メントール、メントン、イソメントン

参考香水　ユズ・フー / パルファン・ダンピール

インドでも栽培されているが、日本産のハッカにはメントールがふんだんに含まれており、香りの質が高いことで有名。爽やかさの中にほんのりとソフトな印象。透明感のある香りを作りたいときに。

アニス

エストラゴン　　　　　　　　　　　　　*Artemisia dracunculus* キク科

部位　全草	製法　水蒸気蒸留法	形態　オイル─淡黄色	主産地　フランス、イラン

希釈率 10%	成分　エストラゴール、リモネン、α‐ピネン

参考香水　ロードネロリ / ディプティック

清涼感、清潔感、透明感のある香り。クールな瑞々しさを与えてくれるので、シトラスと組み合わせれば、ナチュラル感やクラシカルな雰囲気を与えることも可能。

スターアニス　　　　　　　　　　　　*Illicum verum* シキミ科

部位　蕾	製法　水蒸気蒸留法	形態　オイル―無色～黄色	主産地　中国、イタリア

希釈率 10%	成分　アネトール、エストラゴール、リモネン

参考香水　ケンゾー・エア / ケンゾー

フェンネルとよく似たアニス様のスイートでまろやかな香り。バニラとは違った清涼感のある軽やかな甘さが特徴。

バジル　　　　　　　　　　　　　　*Ocimum basilicum* シソ科

部位　全草	製法　水蒸気蒸留法	形態　オイル―淡黄色	主産地　インド

希釈率 1%	成分　メチルチャビコール、リナロール、trans-β‐オシメン

参考香水　アクアアレゴリア・マンダリンバジリック / ゲラン

温かさを感じさせ、アニス様の香りをもつ。グリーンの強烈なインパクトがあり、少量でもパワフルに香るため、使用量に注意が必要。

フェンネル　　　　　　　　　　　　*Foeniculum vulgare* セリ科

部位　種子	製法　水蒸気蒸留法	形態　オイル―無色	主産地　ハンガリー、イタリア

希釈率 10%	成分　アネトール、α‐ピネン、リモネン、エストラゴール

参考香水　ザ・ワン・ジェントルマン / ドルチェ＆ガッバーナ

アニス様のスイートな印象をもつ香り。バニラとは違う軽やかな甘さを表現したいときに。穏やかさ、女性らしい印象、落ち着きが感じられる。

ハーバル

アンジェリカ　　　　　　　　　　　*Angelica archangelica* セリ科

部位　種子、根	製法　水蒸気蒸留法	形態　オイル―褐色	主産地　フランス、ベルギー

希釈率 10%	成分　α‐ピネン、β‐フェランドレン

根から採れた精油はドライでウッディ調、種子からのものはミント様、と多少の違いはあるものの、基調となる香りはどちらも豊かな自然の恵みを感じさせるアロマティックノート。

カモミール・ローマン　　　　　　　　　　　*Anthemis nobilis* キク科

部位　**全草**　製法　**水蒸気蒸留法**　形態　**オイル—淡黄色**　主産地　**フランス、アメリカ**

希釈率　**10%**　　　成分　**イソブチルアンゲレート、イソアミルアンゲレート**

参考香水　**エスケープ / カルバン・クライン**

やわらかく静かに香るアロマティックノート。わずかに干草様の香りが感じられる。穏やかさやほんのりと華やかなイメージを添えたいときに。

クラリセージ　　　　　　　　　　　　　　*Salvia sclarea* シソ科

部位　**全草**　製法　**水蒸気蒸留法、溶剤抽出法**　形態　**オイル、アブソリュート—無色**
主産地　**ロシア、フランス**

希釈率　**10%**　　　成分　**酢酸リナリル、リナロール、ゲルマクレン D**

参考香水　**マンドラゴール / アニック・グタール**

男性向けの香水に用いられることが多い、ハーバルなアロマティックノート。すっきりとした印象、ナチュラル感を与えたいときに。

タイム　　　　　　　　　　　　　　　　*Thymus vulgaris* シソ科

部位　**全草**　製法　**水蒸気蒸留法、溶剤抽出法**　形態　**オイル、アブソリュート—淡黄色**
主産地　**フランス**

希釈率　**1%**　　　成分　**チモール、パラシメン、γ - テルピネン**

参考香水　**パコ・ラバンヌ・プールオム / パコラバンヌ**

ケモタイプによって成分に違いがあるが、どれもドライで辛口。タイム特有のハーバルなアクセントが感じられる。少量でその効果を発揮するので、使用量に注意が必要。

ティートリー　　　　　　　　　　　　*Melaleuca alternifolia* フトモモ科

部位　**全草**　製法　**水蒸気蒸留法**　形態　**オイル—無色**　主産地　**オーストラリア**

希釈率　**10%**　　　成分　**テルピネン -4- オール、γ - テルピネン、α - テルピネン**

参考香水　ロー・デ・ゼスペリード / ディプティック

温かさや安らぎを感じさせるハーバルなアロマティックノート。落ち着いたイメージとナチュラル感を与える。

ラベンダー　　　　　　　　　　　*Lavandula officinalis* シソ科

部位　全草　製法　水蒸気蒸留法、溶剤抽出法　形態　オイル、アブソリュート—淡黄色
主産地　フランス

希釈率　10%　　　成分　リナロール、酢酸リナリル、cis-β-オシメン

参考香水　イングリッシュ・ラベンダー / ヤードレー

ヨーロッパでは昔からリネン類や男性向けコスメに使われ、清潔感と安心感を与える香りとして知られる。フゼアタイプを構成する原材料の1つ。種類も豊富で、香りの性質にも違いがある。

カンファー・シネオール

ニアウリ　　　　　　　　　　　*Melaleuca quinquenervia* フトモモ科

部位　全草　製法　水蒸気蒸留法　形態　オイル—無色　主産地　マダガスカル

希釈率　10%　　　成分　1,8-シネオール、α-ピネン、リモネン

清涼感と爽やかさは、ユーカリやミント、レモンなどとあわせることで助長される。ほのかなウッディ調がラストに感じられる。すっきりとした香りがほしいときに。

マージョラム・スイート　　　　　*Origanum majorana* シソ科

部位　全草　製法　水蒸気蒸留法　形態　オイル—淡黄色　主産地　フランス、スペイン

希釈率　10%　　　成分　テルピネン-4-オール、cis-サビネンハイドレート、γ-テルピネン

参考香水　エキパージュ / エルメス

フランスでは料理に頻繁に使用される香草。ハーブガーデンを思わせるようなナチュラル感が特徴で、香りにやわらかさや穏やかさを与える。

マートル　　　　　　　　　　　*Myrtus communis* フトモモ科

部位　全草　製法　水蒸気蒸留法　形態　オイル—薄赤色　主産地　モロッコ

希釈率 10%	成分 1,8-シネオール、α-ピネン、酢酸ミルテニル

参考香水 コロニア・インテンサ / アクア・ディ・パルマ

清涼感と清潔感、かすかにウッディ調を感じさせるアロマティックノート。フレッシュさを出したいときに。すっきりとしたシンプルな香りが特徴。

ユーカリ・グロブルス　　　　　*Eucalyptus globulus* フトモモ科

部位 全草　製法 水蒸気蒸留法　形態 オイル―無色
主産地 オーストラリア、ポルトガル

希釈率 10%	成分 1,8-シネオール、α-ピネン、リモネン

参考香水 ポロ / ラルフローレン

さまざまな種類のユーカリが存在するものの、どれも爽快感のある開放的な香りが特徴。シトラスノート、シネオール系の香りと組み合わせることで、本来の爽やかさがさらに引き立てられる。

ユーカリ・レモン　　　　　　*Eucalyptus citriodora* フトモモ科

部位 葉　製法 水蒸気蒸留法　形態 オイル―淡黄色～黄色　主産地 マダガスカル

希釈率 10%	成分 シトロネラール、イソプレゴール、シトロネロール

―

レモン様の清々しさを持つ、さっぱりとしたアロマティックノート。軽やかで甘すぎない香りを組み合わせれば、清潔感溢れるフレッシュな香りに仕上がる。

ローズマリー・シネオール　　　　*Rosmarinus officinalis* シソ科

部位 全草　製法 水蒸気蒸留法　形態 オイル―無色　主産地 スペイン、チュニジア

希釈率 10%	成分 α-ピネン、1,8-シネオール、カンファー

参考香水 ジッキー / ゲラン

ケモタイプの違いによって、香りの印象が変わる。他のシネオール系の香りとあわせて使えば、よりすっきりとした爽快感溢れる香りに仕上がる。

ローレルリーフ　　　　　　　*Laurus nobilis* クスノキ科

部位 全草　製法 水蒸気蒸留法、溶剤抽出法　形態 オイル、アブソリュート―淡黄色
主産地 フランス、西インド諸島

希釈率　10%　　成分　1,8-シネオール、α-テルピネオール、酢酸α-テルピニル

参考香水　ジュール/ディオール

シチューなどの煮込み料理に使われるハーブとして有名。清涼感をもちつつも、香草特有の滋味深い味わいがあり、ややスパイシー。香りにナチュラル感を与えてくれる。

リナロール

ホーウッド　　　　　　　　　　　　　*Cinnamomum camphora* クスノキ科

部位　幹/葉　製法　水蒸気蒸留法　形態　オイル―無色　主産地　中国

希釈率　10%　　成分　リナロール、リナロールオキサイド

――

温かく穏やかな香りで、癖もなくニュートラルなイメージ。香り全体にまとまりをもたらし、落ち着きを与えてくれる。

ローズウッド　　　　　　　　　　　　　*Aniba rosaeodora* クスノキ科

部位　幹　製法　水蒸気蒸留法　形態　オイル―無色～淡黄色　主産地　ブラジル

希釈率　10%　　　リナロール、α-テルピネオール、ゲラニオール

参考香水　ラブリー/サラ・ジェシカ・パーカー

花のようにやわらかく温かな印象。さりげなく包みこむようなやさしさが特徴。混ぜ合わせた香りがアンバランスでも、香り全体を包み込んで安定感のある仕上がりにしてくれる。

ケモタイプについて

植物学的に、科・属・種が同じでも、植物が成長する環境により、含有成分が著しく異なる精油のことです。いくつかのケモタイプを持つ代表的な精油は、ローズマリー、タイム、バジル、ティートリー、ニアウリです。ユーカリにも種類が複数ありますが（ユーカリ・グロブルス、ユーカリ・レモン）、植物学的に違う種類のものです。

ミドルノートの精油

ローズ

ゼラニウム　　　　　　　　　　　　*Pelargonium graveolens* フウロソウ科

部位　花・葉　製法　水蒸気蒸留法、溶剤抽出法
形態　オイル、アブソリュート―淡黄色　主産地　フランス、中国

希釈率　10%　　成分　シトロネロール、ゲラニオール、シトロネリルフォルマート

参考香水　エゴイスト・プラチナム / シャネル

透明感のある香り。ローズがもつ芳香分子ゲラニオールを多くもつため、華やかさは欠けるもののローズの代替香料としても利用することができる。フゼアアコードの構成に頻繁に使用される。

パルマローザ　　　　　　　　　　　　*Cymbopogon martini* イネ科

部位　全草　製法　水蒸気蒸留法　形態　オイル―淡黄色　主産地　インド、マダガスカル

希釈率　10%　　成分　ゲラニオール、酢酸グラニル、リナロール、
　　　　　　　　　　　β-カリオフィレン

参考香水　ロー・デュ・シエル / アニック・グタール

ゼラニウムと同様にゲラニオールを多く含むローズ調の香り。瑞々しく野性味のある花香は、女性向けのみでなく男性向けの香りのフローラルノートにも適している。

ローズ・アブソリュート　　　　　　　　*Rosa damascena* バラ科

部位　花　製法　溶剤抽出法　形態　アブソリュート―濃黄色　主産地　モロッコ、トルコ

希釈率　10%　　成分　フェニルエチルアルコール、シトロネロール、ゲラニオール

参考香水　ローズ・アブソリュー / アニック・グタール

優雅で重厚感のある香り。*Rosa centifollia* はローズドメとして有名で希少価値の高い香料。馥郁とした薔薇の美しい香りは、少量を用いるだけでも驚くほどの効果を発揮する。ボリュームを与えたいときや華やかさを与えたいときに。

ローズ・オットー

Rosa damascena バラ科

部位 花　製法 水蒸気蒸留法　形態 オイル―無色　主産地 トルコ、ブルガリア

希釈率 1%　　　成分 シトロネロール、ゲラニオール、ネロール

参考香水 ロードイッセイ・フローラル / イッセイ・ミヤケ

優美で繊細、クラシカルな印象のフローラル。ローズ・アブソリュートが重厚感のある華やかさをもつのに対し、ローズ・オットーは軽やかな華やかさを感じさせるデリケートな香り。

スイート

イランイラン

Cananga odorata バンレイシ科

部位 花　製法 水蒸気蒸留法　形態 オイル―淡黄色　主産地 マダガスカル

希釈率 10%　　　成分 ゲルマクレンD、β - カリオフィレン、α - ファルネセン

参考香水 アマリージュ / ジバンシイ

ジャスミンによく似た、妖艶で深みのあるフローラルノート。抽出グレードによって香りのイメージは異なるが、どれも香りにボリュームや華やかさを与えてくれる。グレードの高いものは、艶やかで魅惑的な雰囲気を与えてくれる。

ジャスミン

Jasminum grandiflorum モクセイ科

部位 花　製法 溶剤抽出法　形態 アブソリュート―濃黄色
主産地 フランス、エジプト

希釈率 10%　　　成分 酢酸ベンジル、安息香酸ベンジル、フィトール

参考香水 ジョイ / ジャン・パトゥ

ゴージャスなフローラルの香りといえば、ジャスミン・アブソリュート。優雅で重厚感のある香りはイランイランにもよく似ているが、香りの構成はより複雑で、繊細さをもち合わせている。

オレンジフラワー

オレンジフラワー

Citrus aurantium ミカン科

部位 花　製法 溶剤抽出法　形態 アブソリュート―橙色　主産地 インド、チュニジア

希釈率 5%　　　成分 リナロール、酢酸リナリル、ファルネソール、アントラニル酸メチル

参考香水 ポエム / ランコム

ネロリよりもリッチで重厚感があり、センシュアル。香りも長続きする。オレンジフラワー特有の印象深い個性は、香り全体にオリジナリティをもたらす。

ネロリ　　　　　　　　　　　　　　*Citrus aurantium* ミカン科

部位 花　製法 水蒸気蒸留法　形態 オイル—淡黄色　主産地 モロッコ、チュニジア
希釈率 10%　成分 β-ピネン、リモネン、リナロール、trans-β-オシメン
参考香水 オレンジ・ブロッサム / ペンハリガン

ヨーロッパでは、子供用の香水に欠かせない香り。可憐でソフトな印象があるため、軽やかさを特徴とする香水に頻繁に使用される。明るさや軽快さを与えたいときに。

プチグレン・ビガラード　　　　　　*Citrus aurantium* ミカン科

部位 葉　製法 水蒸気蒸留法　形態 オイル—淡黄色　主産地 イタリア、チュニジア
希釈率 10%　成分 酢酸リナリル、リナロール、α-テルピネオール、酢酸ゲラニル
参考香水 コローニュ / ティエリ・ミュグレー

さっぱりとしたフローラルタイプを作りたいときに最適。やわらかくソフトな表情をもち、穏やかで甘すぎないシックなフローラルの雰囲気を演出するのに役立つ。

チュベローズ　　　　　　　　　*Polianthes tuberosa* リョウゼツラン科

部位 花　製法 溶剤抽出法　形態 アブソリュート（粘性がある）—茶色 主産地 インド
希釈率 1%　　成分 安息香酸ベンジル、パルミチン酸、メチルサリシレート、 　　　　　　　　　アントラニル酸メチル
参考香水 プワゾン / ディオール

深く妖艶、魅惑的な香り。かすかにオレンジフラワーや土のような香りを含む。持続性も高く、ボリュームや高級感を与えたいときにとても重宝する。

グリーン

ジャスミン・サンバック　　　　　　*Jasminum sambac* モクセイ科

部位 花　製法 溶剤抽出法　形態 アブソリュート—黄色　主産地 インド
希釈率 5%　　成分 リナロール、酢酸ベンジル、インドール、 　　　　　　　　　安息香酸 cis-3-ヘキセニル

参考香水　ジャドール / ディオール

ジャスミンティーの香りづけに用いられるもので、可憐なフローラルノートが特徴。透明感のある香りを組み合わせることで、クラシカルで重たくなりがちなフローラルタイプも瑞々しく現代的な印象に。

マグノリア
Michelia alba モクレン科

部位 花	製法 水蒸気蒸留法	形態 オイル―淡黄色	主産地 中国

希釈率 5%	成分 リナノール、メチル -2 メチルブチレート、β - カリオフィレン

参考香水　トカード / ロシャス

グリーンアップルのようなトップノートをもち、ややハーバルな印象のあるフローラル。1 グラムを得るために、5 キロの原材料を要する貴重な香料。

パウダリー

カシー
Acacia farnesiana マメ科

部位 花・葉　製法 溶剤抽出法　形態 アブソリュート（半固形）―黄色
主産地 フランス

希釈率 5%　成分 ベンジルアルコール、メチルサリシレート、パルミティック酸、リノール酸

参考香水　アブレロンデ / ゲラン

濃厚でスイートな花香に、ミモザ様のパウダリックノートが混じり合った香り。ややグリーン調の側面も。香りにリッチな重厚感や温かさを与えてくれる。

ジョンキル
Narcissus jonquilla ヒガンバナ科

部位 花　製法 溶剤抽出法　形態 アブソリュート（粘性がある）―茶色
主産地 フランス

希釈率 5%	成分 酢酸ベンジル、酢酸リナリル、ケイ皮酸エステル

参考香水　ランテルディ / ジバンシイ

ややハーバルな表情をもつパウダリックフローラル。深みがあり、少量でも充分によく香る。香りにボリュームやナチュラル感を与えてくれる。

ブルーム・スパニッシュ（ジュネ）
Spartium junceum マメ科

部位 花　製法 溶剤抽出法　形態 アブソリュート、コンクリート(粘性がある)―茶色
主産地 フランス、スペイン

希釈率 5%　　　成分 ミリスチン酸、パルミチン酸、リノール酸、リノレン酸

参考香水 マダム・ロシャス／ロシャス

ハチミツのような、深みのある香り。存在感のあるパウダリックな表情をもち、かすかにグリーンノートももち合わせる。香りに厚みをもたせたいときに用いれば、ほのかな花の香りとボリュームを与えてくれる。

ナルシス
Narcissus poeticus ヒガンバナ科

部位 花　製法 溶剤抽出法　形態 アブソリュート（粘性がある）─茶色
主産地 フランス

希釈率 5%　　　成分 安息香酸 cis-3-ヘキセニル、α-テルピネオール、安息香酸ベンジル

参考香水 ナルシス・ノワール／キャロン

グリーンでリッチなフローラルノート。干草のようなパウダリックさとハチミツのようにスイートな香りをもち合わせている。フローラルやシプレタイプの調香に。

ミモザ
Acacia dealbata マメ科

部位 花　製法 溶剤抽出法　形態 アブソリュート（半固形）─淡黄色
主産地 フランス、インド

希釈率 5%　　　成分 ルペノール、ヘプタデセン、パルチミン酸、フェニルアセトアルデヒド

参考香水 シャンゼリゼ／ゲラン

かすかなグリーン感のあるパウダリックフローラル。時間と共にしだいにハニーのような甘さと華やかさが香り立つ。高級感やオリジナリティのある香りを作りたいときに。少量を用いるだけでもミモザの個性が際立つ。

グリーン

ガルバナム
Ferula galbaniflua セリ科

部位 樹脂　製法 水蒸気蒸留法、溶剤抽出法
形態 オイル、アブソリュート、レジノイド（粘性がある）─淡黄色
主産地 トルコ、イラン

希釈率 1%　　　成分 β-ピネン、δ-3-カレン、α-ピネン

参考香水　N°19/シャネル

鋭く強烈なトップノートから始まる、くっきりとした清涼感のある香り。かすかなウッディ、フルーティノートが感じられる。シトラスやフローラルタイプの印象深いトップノート作りに最適。

タジェット

Tagetes minuta キク科

部位　全草　製法　水蒸気蒸留法　形態　オイル─淡黄色　主産地　メキシコ、アメリカ

希釈率　1%　　　成分　リモネン、cis-β-オシメン、ジヒドロタジェトン

参考香水　ダリッシム/サルバドール・ダリ

インパクトのあるドライなハーバルグリーンの香り。甘酸っぱいリンゴ、パイナップルキャンディーのニュアンスも。アクセントとして用いる他、シンプルな処方で本来のユニークさを堪能してみたい。

バイオレットリーフ

Viola odorata スミレ科

部位　葉　製法　溶剤抽出法　形態　アブソリュート（粘性がある）─緑色
主産地　フランス、アメリカ

希釈率　1%　　　成分　リノール酸、パルミチック酸、リノレン酸、cis-3-ヘキセノール

参考香水　ファーレンハイト/ディオール

青々とした葉の香りが特徴。ハチミツやバター、カシーのような温かさをもち、時間の経過とともにモッシーな印象も感じられる。オリジナリティを出したいときに。

ランティスク

Pistacia lentiscus ウルシ科

部位　枝葉　製法　水蒸気蒸留法、溶剤抽出法　形態　オイル、アブソリュート─淡黄色
主産地　フランス、モロッコ

希釈率　1%　　　成分　ミルセン、α-ピネン、レモネン

参考香水　オードゥイカロス/シスレー

鋭く清涼感のあるグリーンな香りが特徴。男性的な爽快感を与えてくれる。個性的なシトラスを作りたいときのアクセントに。

マグノリアリーフ

Michelia alba モクレン科

部位　葉　製法　水蒸気蒸留法　形態　オイル─黄色　主産地　中国

希釈率　10%　　　成分　リナロール、β-カリオフィレン

参考香水　プレイ・フォーハー / ジバンシイ

草原に吹く風ような、しなやかなフレッシュ感を与えてくれる。1グラムを得るのに5キロの原材料を要する大変貴重な香料。

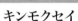

フルーティ

キンモクセイ　　　　　　　　　　　　　　*Osmanthus fragrans* モクセイ科

部位 花　製法 溶剤抽出法　形態 アブソリュート──黄色　主産地 中国

希釈率 1%　　　　成分 cis- リナロールオキシド、ジヒドロ - β - イオノン、β - イオノン

参考香水 ウルトラ・ヴィオレ / パコ・ラバンヌ

黄色の果物を連想させるようなスイートな香り。ハチミツのような甘さとスエードのようなやわらかさをもち、同時にセンシュアルな雰囲気も感じられる。

ダバナ　　　　　　　　　　　　　　　　*Artemisia pallens* キク科

部位 花　製法 水蒸気蒸留法　形態 オイル──黄色　主産地 インド

希釈率 10%　　　　成分 リナロール、ダバノン

参考香水 ジバンシイ・プールオム / ジバンシイ

まるでチェリー酒のようなトップノートから始まる、ヨモギのような温かさをもつ特徴のあるスイートな香り。まろやかで深みがあり、かわいらしさも感じられる。

ブルジョン・ド・カシス　　　　　　　　　*Ribes nigrum* スグリ科

部位 葉芽　製法 溶剤抽出法　形態 アブソリュート─黄色
主産地 フランス、ポルトガル

希釈率 5%　　　　成分 サビネン、パラシメン、δ -3- カレン

参考香水 ファースト / ヴァン・クリーフ＆アーペル

カシスの葉芽から採油される、甘酸っぱく、グリーンノートも感じられる強い香り。リカー様でたいへん個性的。本来の香りを活かすよう、シンプルな処方がお勧め。

184

ラストノートの精油

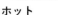

スパイシー

ホット

オールスパイス　　　　　*Pimenta dioica* フトモモ科

| 部位 | 葉・種子 | 製法 | 水蒸気蒸留法 | 形態 | オイル―淡黄〜茶色 | 主産地 | ジャマイカ |

| 希釈率 | 1% | | 成分 | オイゲノール、メチルオイゲノール、β - カリオフィレン |

| 参考香水 | グッチ・プールオムⅡ / グッチ |

オイゲノールによるインパクトのある強い香り。温かなトップノートから、バルサミックでざらつきの感じられるラストノートに変化する。

クローブ　　　　　*Eugenia caryophyllata* フトモモ科

| 部位 | 葉・蕾 | 製法 | 水蒸気蒸留法 | 形態 | オイル―薄茶色 |
主産地　インド、インドネシア

| 希釈率 | 1% | | 成分 | オイゲノール、β - カリオフィレン、酢酸オイゲニル |

| 参考香水 | レール・デュ・タン / ニナリッチ |

クローブ（丁子）に含まれるオイゲノール特有の強い香りが、はっきりとしたインパクトを作る。クローブ・バットには、ウッディ調の香りが含まれ、クローブリーフよりやや穏やかな印象。

シナモン　　　　　*Cinnamomum zeylanicum* クスノキ科

| 部位 | 樹皮・葉 | 製法 | 水蒸気蒸留法 | 形態 | オイル―淡黄色 | 主産地 | スリランカ |

| 希釈率 | 1% | | 成分 | オイゲノール、ケイ皮アルデヒド、ケイ皮酢酸 |

| 参考香水 | エゴイスト / シャネル |

京都のお菓子「八ツ橋」、アップルパイ、ホットワインなど、食品に頻繁に使用される馴染み深いスパイス。葉と樹皮から採取された精油は、含有成分が違い香りも異なるものの、いずれも温かさが感じられるスパイシーノート。

エレミ   *Canarium luzonicum* カンラン科

部位 **樹脂** 製法 **水蒸気蒸留法、溶剤抽出法** 形態 **オイル、レジノイド—淡黄色**
主産地 **フィリピン、マレーシア**

希釈率 **10%**   成分 **リモネン、α - フェランドレン、エレモール、エレミシン**

参考香水 **ルール・ミステリユーズ / カルティエ**

くっきりとした爽やかさをもちつつも、ピリッとしたスパイシーな香りを含む。
繊細な香りの表情は、特にトップノートに現れる。極力シンプルな組み合わせ、
柑橘系の香りで作るコロンなどにお勧め。

ジュニパー   *Juniperus communis* ヒノキ科

部位 **実** 製法 **水蒸気蒸留法** 形態 **オイル—無色** 主産地 **インド、ブルガリア**

希釈率 **10%**   成分 **α - ピネン、ミルセン、サビネン、リモネン**

参考香水 **ジュニパー・スリング / ペンハリガン**

清涼感のあるすっきりとしたジュニパーの香りは、ジンの香りづけに用いられ
ていることで有名。爽やかで透明感のあるスパイシーノート。

ブラックペッパー   *Piper nigrum* コショウ科

部位 **種子** 製法 **水蒸気蒸留法** 形態 **オイル—薄茶色** 主産地 **インド、スリランカ**

希釈率 **1%**   成分 **β - カリオフィレン、リモネン、β - ピネン**

参考香水 **ポワーブル・サマルカンド / エルメス**

きりっとしたインパクトのあるスパイシーノート。同時にフレッシュな爽やか
さを含み、躍動感を感じさせる香料。少量でも効果を発揮するので、使用量に
注意。

ベイローズ   *Schinus terebinthifolius* ウルシ科

部位 **種子** 製法 **水蒸気蒸留法** 形態 **オイル—淡黄色**
主産地 **レユニオン島、マダガスカル**

希釈率 **1%**   成分 **α - フェランドレン、ミルセン、リモネン、α - ピネン**

参考香水 **プレジャース / エスティ・ローダー**

爽やかでクール。ピリッとした辛味と同時にフレッシュな瑞々しさをあわせも
つ。香水のトップノートによく使われる。

エキゾチック

カルダモン　　　　　　　　　　　　　*Elettaria cardamomum* ショウガ科

部位　**種子**　製法　**水蒸気蒸留法**　形態　**オイル―無色**　主産地　**インド、グアテマラ**

希釈率　**1%**　　　　成分　**酢酸α‐テルペニル、1,8‐シネオール、酢酸リナリル**

参考香水　**カシャーン・ローズ / ザ・ディファレント・カンパニー**

　鋭くフレッシュな清涼感のあるスパイシーノート。時間と共に、エキゾチックでセクシーなイメージが醸し出される。少量でも充分に香るので、使用量に注意が必要。

キャラウェイ　　　　　　　　　　　　　　　　　*Carum carvi* セリ科

部位　**種子**　製法　**水蒸気蒸留法**　形態　**オイル―淡黄色**　主産地　**オランダ、北アフリカ**

希釈率　**1%**　　　　成分　**カルボン、リモネン、ミルセン**

参考香水　**アザロ・プールオム / アザロ**

　トップノートにはミント様の香りが感じられ、刺激的な爽やかさをもつ。しだいに温かさやエキゾチックな印象が増していく。トップノートを印象付けたいときに。

クミン　　　　　　　　　　　　　　　　　　*Cuminum cyminum* セリ科

部位　**種子**　製法　**水蒸気蒸留法**　形態　**オイル―黄色**　主産地　**エジプト、インド**

希釈率　**1%**　　　　成分　**クミンアルデヒド、γ‐テルピネン、β‐ピネン**

参考香水　**デクララシオン / カルティエ**

　インパクトの大変強い個性的な香り。むせ返るような強烈な香りは、わずかに用いることで、香りにセクシーな表情を与える役割を果たしてくれる。

コリアンダー　　　　　　　　　　　　　　*Coriandrum sativum* セリ科

部位　**種子**　製法　**水蒸気蒸留法**　形態　**オイル―淡黄色**　主産地　**ロシア、ハンガリー**

希釈率　**10%**　　　成分　**リナロール、α‐ピネン、γ‐テルピネン**

参考香水　**モンスーンの庭 / エルメス**

　温かくオリジナリティが感じられるスパイシーノート。トップはフレッシュでありながらも、しだいに温かさや深みが増していく。カルダモンと同じくセクシーなイメージを演出することも可能。

サフラン

Crocus sativus アヤメ科

部位　めしべ　製法　水蒸気蒸留法、溶剤抽出法　形態　オイル、レジノイド―赤褐色
主産地　インド、イラン

希釈率　1%　　　成分　サフラナール、クロシン

参考香水　サフラン・トゥルブラン / ラルチザン・パフューム

サフラン特有の強烈な個性をもつ豊かな香り。微量を用いるだけで、独特な味わい深いサフランの印象が浮き立つ。

ジンジャー

Zingiber officinalis ショウガ科

部位　根茎　製法　水蒸気蒸留法、溶剤抽出法　形態　オイル、アブソリュート―淡黄色
主産地　中国、インド

希釈率　1%　　　成分　ジンジベレン、β-セスキフェランドレン、α-クルクメン

参考香水　ディオール・オム・コローニュ / ディオール

刺激のある生姜の独特な香りは、希釈することで扱いやすくなる。シトラスやスパイシーノートの香料と組み合わせれば、ジンジャーのフレッシュかつ深みのある香りのよさが引きたつ。

セロリシード

Apium graveolens セリ科

部位　種子　製法　水蒸気蒸留法　形態　オイル―無色　主産地　インド、ハンガリー

希釈率　1%　　　成分　リモネン、β-セリネン、α-セリネン

参考香水　パープル・ファンタジー / ゲラン

アクセントをつけたり、個性的な香りに仕上げるために用いる。強い香りのため、調香の際には微量を用いる。わずかにアニス様の香りが感じられる。

ナツメグ

Myristica fragrans ニクズク科

部位　実　製法　水蒸気蒸留法　形態　オイル―淡黄色　主産地　インド、インドネシア

希釈率　10%　　　成分　サビネン、α-ピネン、β-ピネン

参考香水　キャシャレル・プールオム / キャシャレル

深みや滑らかさが感じられるスパイシーノート。他のスパイシーノートと組み合わせれば、オリジナリティのあるスパイシーベースを作ることもできる。わずかな量で、ナツメグ特有の印象を与えることが可能。

ウッディ

ドライ

サンダルウッド

Santalum album ビャクダン科

| 部位 | 幹 | 製法 | 水蒸気蒸留法 | 形態 | オイル（粘性がある）―無色 | 主産地 | インド |

| 希釈率 | 10% | 成分 | cis-α-サンタロール、エピ-β-サンタロール、cis-βサンタロール |

| 参考香水 | サムサラ / ゲラン |

Santalum album は優雅でミルキー、組み合わせたいくつかの香料全体を覆うように静かに香る。その他の学名をもつサンダルウッドは、ドライで厚みのある香り。ウッディノートの香料の中でも持続性の高い香料の１つ。

シダーウッド・バージニア

Juniperus virginiana ヒノキ科

| 部位 | 幹 | 製法 | 水蒸気蒸留法 | 形態 | オイル（粘性がある）―淡黄色 | 主産地 | アメリカ |

| 希釈率 | 10% | 成分 | セドロール、α-セドレン、ツヨプセン、β-フネブレン |

| 参考香水 | ヴェリーイレシスティーブル・フォーメン / ジバンシイ |

心休まる温かな木の香り。香りの骨格を作り、香りに安定感をもたらす。ウッディとして、頻繁に使用される香料。鉛筆に似たドライノートが特徴。

ヒノキ

Chamaecyparis obtusa ヒノキ科

| 部位 | 幹 | 製法 | 水蒸気蒸留法 | 形態 | オイル（粘性がある）―淡黄色 | 主産地 | 日本 |

| 希釈率 | 10% | 成分 | リモネン、サビネン、γ-テルピネン |

| 参考香水：ル ボヤージュ オルファクティフ パリ-トウキョウ / ゲラン |

日本の木を代表する香り。どっしりとした重厚感をもち、雄大さを感じさせる。香りに落ち着きをもたらし、香り全体に安定感を与える。

ヒューミッド

ベチバー

Vetiveria zizanioides イネ科

| 部位 | 根 | 製法 | 水蒸気蒸留法、溶剤抽出法 |
| 形態 | オイル、アブソリュート（粘性がある）―黄色 | 主産地 | ハイチ、ジャワ |

| 希釈率 | 1% | 成分 | イソバレンセノール、クシモール、α-ベチボン |

ワイルドでパワフルなウッディで湿度を感じる香り。男性向けの香りを作る際には大変重宝する香料。フゼアのアコードにも重要。

パチュリ   *Pogostemon cablin* シソ科

部位 全草	製法 水蒸気蒸留法	形態 オイル―茶色

主産地　インドネシア、マレーシア

希釈率 10%	成分 パチュロール、α‐ブルネセン、α‐グアイエン

参考香水　アロマティック・エリクシール / クリニーク

湿ったイメージをもったウッディノート。バニラと組み合わせることで、オリエンタルアコードを作ることができる。その他、フゼア、シプレのアコードにも大変重要。

フレッシュ

サイプレス   *Cupressus sempervirens* ヒノキ科

部位 葉	製法 水蒸気蒸留法	形態 オイル―無色	主産地 フランス、ブラジル

希釈率 10%	成分 α‐ピネン、δ‐3‐カレン、ミルセン、セドロール

参考香水　オー・ダドリアン / アニック・グタール

軽やかなウッディノート。さっぱりと瑞々しいアロマティックな香りから、しだいにウッディノートに移り変わる。

シダーウッド・アトラス   *Cedrus atlantica* マツ科

部位 幹	製法 水蒸気蒸留法	形態 オイル（粘性がある）―無色	主産地 モロッコ

希釈率 10%	成分 β‐ヒマカレン、α‐ヒマカレン、γ‐ヒマカレン

参考香水　フェミニテ・デュ・ボワ / セルジュ・ルタンス

軽やかでフレッシュな木の香り。爽やかに香り始め、次第にウッディ調の特徴が現れる。透明感のあるウッディノートがほしいときに。

パインニードル   *Pinus sylvestris* マツ科

部位 葉	製法 水蒸気蒸留法	形態 オイル――無色	主産地 フランス、ロシア

希釈率 10%	成分 α‐ピネン、β‐ピネン、δ‐3‐カレン、リモネン、カンフェン

参考香水　ゼン / 資生堂

爽やかで清涼感ある葉の香りから、しだいに落ち着いたウッディノートに移り変わる。シトラスとあわせれば、ほんのりウッディが香る清潔感溢れるシトラスが完成する。

ファーニードル
Abies sibirica マツ科

部位 **葉**　製法 **水蒸気蒸留法**　形態 **オイル―無色**　主産地 **ロシア**

希釈率 **10%**　　成分 **酢酸ボルニル、カンフェン、α - ピネン、γ -3- カレン**

参考香水 **パール4 / デタイユ**

研ぎ澄まされた鋭さを感じさせるフレッシュな香り。時間の経過と共に、温かくボリューム感のあるウッディノートが浮かび上がる。

スモーキー

ガイアックウッド
Bulnesia sarmienti ハマビシ科

部位 **幹**　製法 **水蒸気蒸留法**　形態 **オイル（半固形）―淡黄色**　主産地 **パラグアイ**

希釈率 **5%**　　成分 **ブルネソール、グアイオール、α - ユーデスモール**

参考香水 **ローズ31/ ル・ラボ**

スモーキーなウッディノート。野性的なイメージを出したいときや、個性的な香りを作りたいときに。香りにボリュームをもたらす。

バルサミック

フランキンセンス
Boswellia carterii カンラン科

部位 **樹脂**　製法 **水蒸気蒸留法、溶剤抽出法**
形態 **オイル、レジノイド（粘性がある）―無色**　主産地 **エチオピア、ソマリア**

希釈率 **10%**　　成分 **α - ピネン、リモネン、α - ツエン**

参考香水 **インセンス・ウード / トムフォード**

爽やかなトップノートをもち、しだいにバルサミックな印象に。樹脂から採取された香料の性質上、香りが長続きする。教会で焚かれるお香として知られるヨーロッパでは馴染み深い香り。

ミルラ
Commiphora myrrha カンラン科

部位 **樹脂**　製法 **水蒸気蒸留法、溶剤抽出法**　形態 **オイル、レジノイド―無色**
主産地 **ソマリア**

希釈率 10%	成分	フラノオイデスマ -1,3- ディエン、クルゼレン、リンデストレン
参考香水	ミルラ・インペリアル / アルマーニ	

マッシュルームやサフランを思わせるようなバルサミックな香り。保留性が比較的高く、ウッディやオリエンタルの香りとの相性良し。ヨーロッパでは高貴なイメージがもたれている。

モッシー

オークモス　　　　　　　　　　　　　　　　*Evernia prunastri* ウメノキゴケ科

部位 全草　製法 溶剤抽出法　形態 アブソリュート（粘性がある）―深緑～茶褐色
主産地 ユーゴスラビア

希釈率 1%	成分	オルシノールモノメチルエーテル、2.4- ジヒドロキシ -3,6- ジメチル安息香酸メチル、メチル - β - オルシノールカルボキシレート
参考香水	夜間飛行 / ゲラン	

包容力のある温かなイメージをもったモッシー・ウッディノート。フゼア、シプレのアコードに大変重要。深く重い香りで、天然香料の中では、最も保留性の高い香料のひとつ。

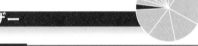

レザー

シスト（システ、ロックローズ、ラブダナム）　　*Cistus ladaniferus* ハンニチバナ科

部位 小枝・葉　製法 水蒸気蒸留法　形態 オイル（粘性がある）―茶色
主産地 フランス、スペイン

希釈率 1%	成分	α - ピネン、カンフェン、酢酸ボルニル
参考香水	グッチ・オードパルファン / グッチ	

皮革製品を思わせる特徴的な香り。アロマティックなトップから、しだいに包容力のある温かさが感じられるラストに。オリジナリティのある香り作りに役立つ。

スティラックス　　　　　　　　　　　　*Liquidambar styraciflua* マンサク科

部位 樹脂　製法 水蒸気蒸留法、溶剤抽出法　形態 オイル、レジノイド―黄色
主産地 トルコ、ホンジュラス

| 希釈率 | 1% | 成分 | ケイ皮アルコール、スチレン、ケイ皮酸ベンジル |

| 参考香水 | Nº11 キュイール・スティラックス / プラダ |

鋭く強烈に香るので、他のレザーノートの精油同様に扱いに注意が必要。スパイシーな花の香りや、バルサミックなオリエンタルの香りを作るときに。香りを特徴づけ、厚みをもたらす。

バーチ　　　　　　　　　　　　　　　*Betula alba* カバノキ科

| 部位 | 樹皮 | 製法 | 水蒸気蒸留法 | 形態 | オイル—茶色 | 主産地 | カナダ、ノルウェー |

| 希釈率 | 1% | 成分 | α - ベチュレノール、クレオソール |

| 参考香水 | ベル・アミ / エルメス |

スモーキーで深く、ボリュームを感じさせる香り。微量を用いることで、落ち着いた印象や男性らしさを与え、シックなアクセントとして用いることができる。

グルマン

カカオ　　　　　　　　　　　　　　*Theobroma cacao* アオギリ科

| 部位 | 豆 | 製法 | 溶剤抽出法 | 形態 | アブソリュート（粘性がある）—茶褐色 |
| 主産地 | コートジボワール |

| 希釈率 | 10% | 成分 | オレイック酸、ステアリック酸 |

| 参考香水 | ココリコ / ジャン＝ポール・ゴルチエ |

チョコレートのまろやかさとビター感をあわせもった香り。ウッディノートを効かせ、甘さを抑えた処方なら、男性向けの香りにも。オリジナリティを出したいときに。

コーヒー　　　　　　　　　　　　　*Coffea arabica* アカネ科

| 部位 | 豆 | 製法 | 溶剤抽出法 | 形態 | アブソリュート—茶色 | 主産地 | アフリカ |

| 希釈率 | 5% | 成分 | アスパラギン酸、コーヒー酸、リノール酸 |

| 参考香水 | エイ・メン / ティエリ・ミュグレー |

豊かな馴染み深いコーヒー香。ややレザー調で、渋さやビター感もあり、ワイルドで辛口のグルマン系の香りを作りたいときに最適。

バニラ

Vanilla planifolia ラン科

部位 さや　製法 溶剤抽出法　形態 アブソリュート（粘性がある）—茶褐色
主産地 マダガスカル

希釈率 1%　　成分 バニリン、バニリン酸、p-ヒドロキシ安息香酸

参考香水 マニフェスト / イヴ・サンローラン

バニラ特有の甘さのみでなく、レザーやアニマルノートの側面ももち合わせ、重厚感のある香りの中にも繊細さが感じられる。パチュリと並んで、オリエンタルアコードを作るために欠かせない香料。

ビーワックス

部位 蜂の巣　製法 溶剤抽出法　形態 アブソリュート（ワックス状）—茶褐色
主産地 フランス、スペイン

希釈率 10%　　成分 パルミチン酸、リノレン酸、リノール酸

参考香水 セヴィーヤ・ローブ / ラルチザン・パフューム

ミツバチの巣から採取されるリッチで深く、スイートチョコレートを思わせる香り。ほのかにフルーティでハチミツ、タバコ、カシーやプルームにも似た表情がある。

アンバー

バルサミック

ラブダナム・レジノイド

Cistus ladaniferus ハンニチバナ科

部位 樹脂　製法 溶剤抽出法　形態 アブソリュート、レジノイド（粘性がある）—茶褐色
主産地 フランス、スペイン

希釈率 1%　　成分 酢酸ベンジル、安息香酸ベンジル

参考香水 アンブル・スルタン / セルジュ・ルタンス

シストから溶剤抽出法により得られる濃厚でバルサミックな香り。レザーノートも含み、重厚感がある。バニラと組み合わせることで、印象的なアンバーノートが形成される。

オポポナックス　　　　　　　　　*Commiphora erythraea* カンラン科

部位　樹脂　製法　水蒸気蒸留法、溶剤抽出法
形態　オイル、レジノイド（粘性がある）―茶褐色　主産地　東アフリカ

希釈率　10%　　成分　cis- α - ベルガモテン、α - サンタレン、β - ビサボレン

参考香水　ヴォワル・ダンブル / イヴ・ロシェ

ずっしりとした重量感のある香り。ガーデニアやマッシュルームを思わせるバルサミックな香りが、まろやかなアンバー調を作り出す。

バニラ

ペルーバルサム　　　　　　　　　　*Myroxylon pereirae* マメ科

部位　樹脂　製法　水蒸気蒸留法、溶剤抽出法
形態　オイル、レジノイド（粘性がある）―茶褐色　主産地　コロンビア、ベネズエラ

希釈率　10%　　　　成分　安息香酸ベンジル、ケイ皮酸ベンジル

参考香水　ジョルジュ / ジャルダン・デクリヴァン

ねっとりとした、オリーブのような深みをもった香り。バニラのようなスイートな甘さが特徴。穏やかで重厚感のある香りを作りたいときに。

トルーバルサム　　　　　　　　　　*Myroxylon balsamum* マメ科

部位　樹脂　製法　溶剤抽出法　形態　アブソリュート、レジノイド（粘性がある）―茶褐色
主産地　コロンビア、ベネズエラ

希釈率　10%　　　成分　安息香酸ベンジル、ケイ皮酸エチル

参考香水　パチュリ / レミニセンス

スパイシーで甘く、バニラを思わせる重厚感のある香り。フローラルやオリエンタルタイプの構成に。パチュリを合わせれば、さらに深みが増す。

ベンゾイン　　　　　　　　　　　*Styrax tonkinensis* エゴノキ科

部位　樹脂　製法　溶剤抽出法　形態　レジノイド（粘性～固形）―茶褐色
主産地　タイ

希釈率　10%　　　成分　安息香酸、安息香酸ベンジル、バニリン

参考香水　キャンディ / プラダ

深みのある、甘い香り。樹脂様の香りをもちつつ、お菓子のような甘さが感じられる。香りにまろやかさや持続性をもたらす。

パウダリー

イモーテル
Helichrysum angustifolium キク科

部位 **花茎** 製法 **水蒸気蒸留法、溶剤抽出法**	
形態 **オイル、アブソリュート（半固形）―黄色** 主産地 **フランス**	

希釈率 **1%** 成分 **酢酸ネリル、γ-クルクメン**

参考香水 **サーブル / アニック・グタール**

リカーのようにも感じられるアンバー調のトップノートから、しだいに干草様のパウダリック調に。フローラルやシプレなどの香りに印象深い表情を与えてくれる。

イリス
Iris pallida アヤメ科

部位 **球根** 製法 **水蒸気蒸留法、溶剤抽出法**
形態 **アブソリュート、コンクリート、レジノイド（固形）―白色**
主産地 **イタリア、中国**

希釈率 **1%** 成分 **ミリスチン酸、γ-イロン、α-イロン**

参考香水 **インフュージョン・ディリス / プラダ**

花香にも感じられる気品のあるパウダリックノート。香りをふわりと立ち上がらせると共に、香り全体の持続性を高めてくれる。

カモミール・ジャーマン
Matricaria chamomilla キク科

部位 **全草** 製法 **水蒸気蒸留法** 形態 **オイル―濃青色** 主産地 **エジプト**

希釈率 **10%** 成分 **α-ビサボロールオキサイド、カマズレン、trans-β-ファルネセン**

参考香水 **シャイン・マイ・ローズ / ハイディ・クルム**

繊細でやわらか、落ち着いた香り。香料の色からフランスではカモミール・ブルーと呼ばれる干草様の香り。本来の香りを損なわないよう、組み合わせる香料選びに注意が必要。

キャロットシード
Daucus carota セリ科

部位 **種子** 製法 **水蒸気蒸留法** 形態 **オイル―黄色** 主産地 **フランス**

| 希釈率 | 1% | 成分 | キャロトール、ダウセン、ダウトール |

| 参考香水 | ディオール・オム / ディオール |

フルーティでジューシーなニンジン特有の香りをもちながら、拡散性の高いパウダリックな香りをもつ。かわいらしさやオリジナリティをもたらす。

トンカビーン　　　　　　　　　　　　　*Dipteryx odorata* マメ科

| 部位 | 豆 | 製法 | 溶剤抽出法 | 形態 | アブソリュート、レジノイド（半固形）—茶褐色 |
主産地　ベネズエラ

| 希釈率 | 1% | 成分 | クマリン、3,4-ジヒドロクマリン |

| 参考香水 | トンカ・イペリアル / ゲラン |

温かく、ほのかに甘さが感じられる干草様の香り。クマリンが多く含まれているため、フゼアのアコードに利用することができる。香りに深みや持続性をもたせたいときに。

ムスキー

アンブレットシード　　　　　　　　*Abelmoschus moschatus* アオイ科

| 部位 | 種子 | 製法 | 水蒸気蒸留法 | 形態 | オイル—黄色 | 主産地 | インド、ジャワ |

| 希釈率 | 1% | 成分 | 酢酸ファルネシル、アンブレットライド、ファルネソール |

| 参考香水 | イリス / エルメス |

動物性香料に似た深みをもつ香り。重厚感を与え、持続性をもたらす働きがある。

著者：新間美也（しんま みや）

調香師。1997 年よりパリにてフランスを代表する調香師モニック・シュランジェ氏に師事。2000 年にパリのデパート、ル・ボンマルシェで「Miya Shinma」の作品が紹介されて以来、パリを活動拠点として香りの創作を続ける。母校である香水学校の日本校「サンキーエムサンス・ジャポン」を設立後、「アトリエ・アローム＆パルファン・パリ」の名のもとで、香りの魅力を伝える様々なレッスンを開催。
著書に『香水のゴールデンルール』（原書房）、『恋は香りから始まる』（飛鳥新社）ほか。

装丁画・本文イラスト：ホリベユカコ

本書は 2014 年 3 月刊行の『アロマ調香レッスン』を
増補・改訂したものです。

［新版］
アロマ調香レッスン
調香師が教えるオリジナル香水の作り方

●

2021 年 5 月 25 日　第 1 刷
2023 年 8 月 31 日　第 2 刷

著者　　新間美也
装幀　　藤田知子
発行者　成瀬雅人
発行所　株式会社原書房
〒 160-0022 東京都新宿区新宿 1-25-13
http://www.harashobo.co.jp
振替・00150-6-151594
印刷・製本　中央精版印刷株式会社
© Miya Shinma 2021
ISBN978-4-562-05936-2　Printed in Japan